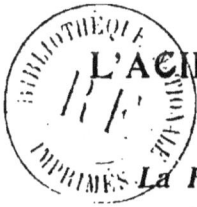

L'ACIDE FORMIQUE

ET

La Force Musculaire

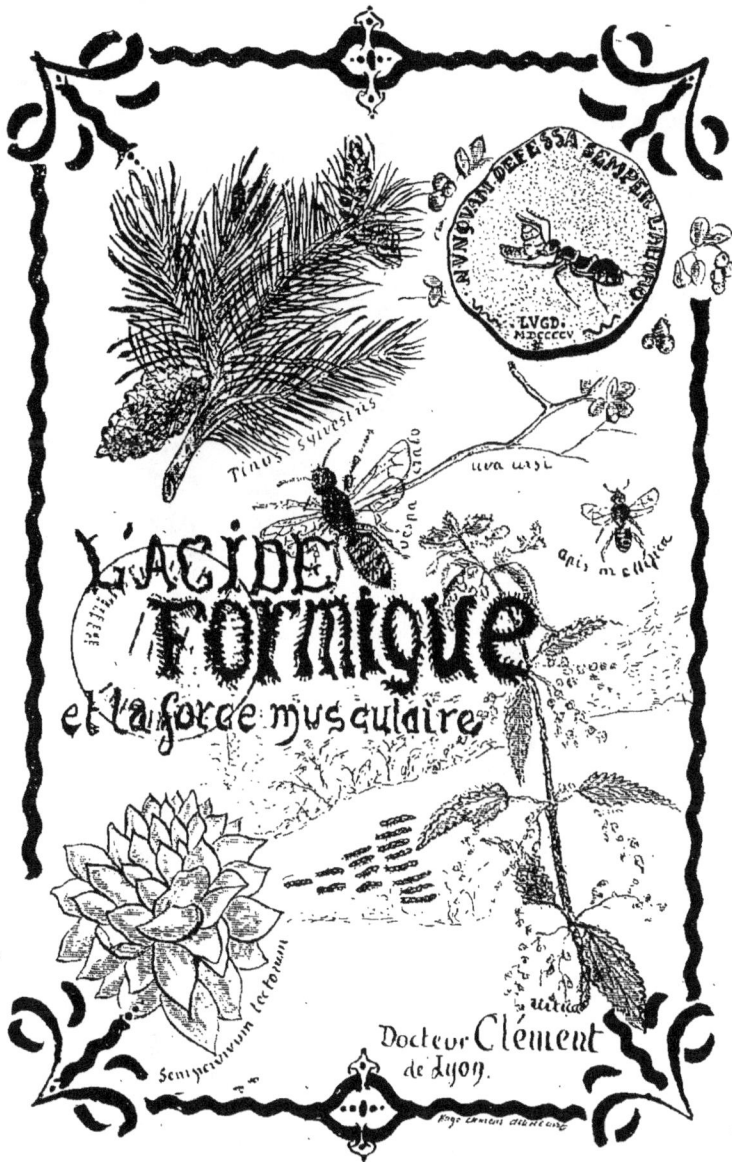

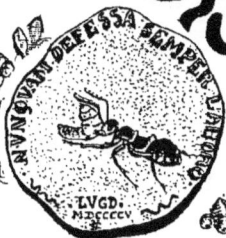

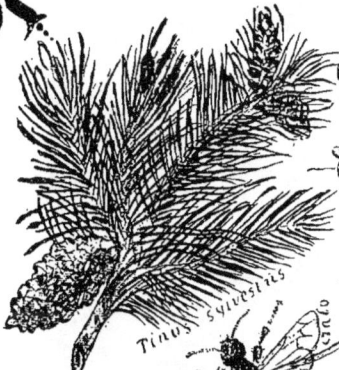

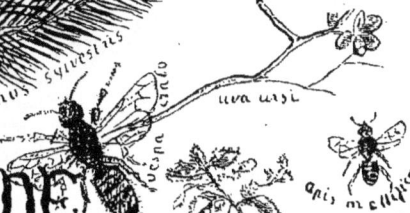

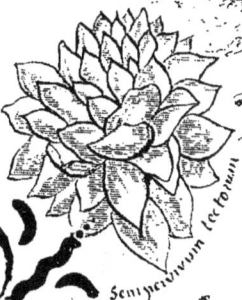

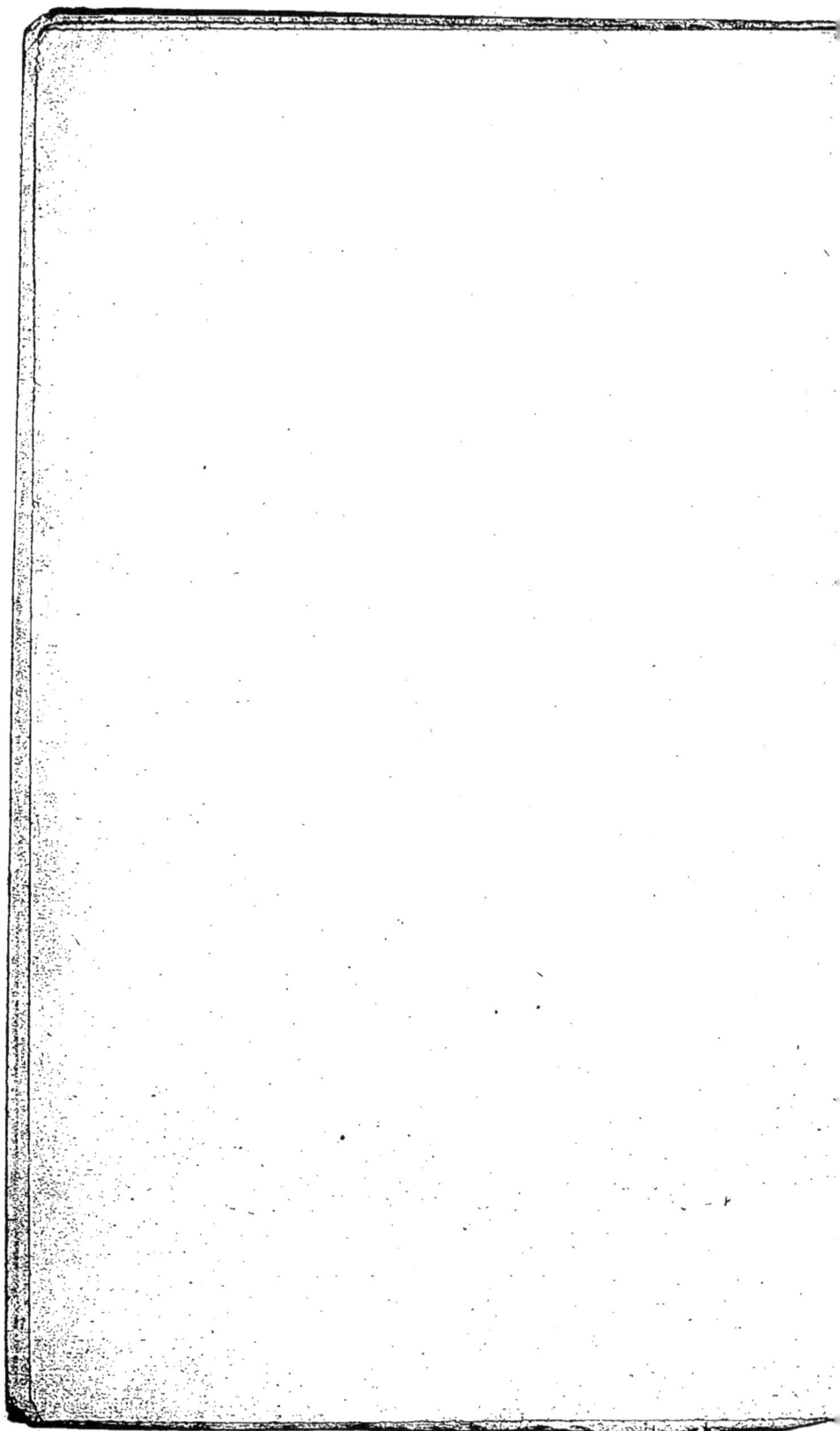

Magister usus omnium est rerum optimus.

PRÉAMBULE — AD OMNES

Avant de lancer aux hasards du monde ce petit volume, où je préconise l'emploi de l'Acide Formique, encore plus dans l'état de santé que dans la maladie, j'éprouve une hésitation, comme un vague scrupule. Ai-je bien le droit de mettre entre les mains du public, à la portée de tous, les moyens d'employer un agent d'une puissance si extraordinaire ? N'est-ce pas une arme à deux tranchants que je livre à l'inexpérience des foules ? Suis-je donc sûr qu'à côté de son action salutaire, si remarquable et si évidente, il ne provoque pas dans la suite des accidents qui compenseraient ses effets bienfaisants et en feraient perdre le bénéfice ? Cette médaille n'a-t-elle point de revers ? A toutes ces questions, je suis à même de répondre victorieusement. Je le ferai dans un instant.

Jusqu'à ce jour, mes travaux sur l'Acide Formique n'avaient été produits que dans les sociétés de médecine, dans les académies et dans les journaux médicaux. Je n'avais pas à ressentir de pareils scrupules, j'étais tout à l'entrainement de ma découverte et au devoir de la faire connaître à mes confrères. Ce n'est pas de ma faute si la presse politique, poussée par les exigences si naturelles de sa vaste clientèle, a trouvé la question intéressante et lui a ouvert les portes de son immense publicité. Je n'ai rien fait pour cela.

Elle était dans son droit et dans son rôle. Mon avis, contrairement à celui de beaucoup d'autres, est que la presse, en appelant l'attention du public sur cette question, a agi dans l'intérêt du plus grand nombre.

D'ailleurs, vous avez beau protester, il faut se résigner aux mœurs nouvelles créées par la diffusion de l'instruction, par le nombre croissant des lecteurs, par la démocratisation du besoin de connaître, de savoir. Il est certain que, désormais, toutes les fois que dans une des branches de la Science et surtout de la Biologie, on fera une découverte de quelque valeur, le public toujours avide de ces problèmes qui intéressent la vie et la santé, se passionnera.

La presse qui fait l'opinion, la suit aussi, et en pareils cas, elle a le devoir de donner satisfaction à cette soif d'apprendre qu'éprouve la grande masse des lecteurs. On ne peut donc pas lui reprocher cette publicité, elle y est contrainte, j'ajoute au grand profit des populations.

Au reste, les journalistes qui sont chargés de vulgariser les questions scientifiques sont des hommes compétents, ce sont des savants, et

beaucoup sont des savants très distingués.
Quand il s'agit des questions médicales, en
particulier, le plus ordinairement ce sont des
médecins qui les traitent. Ils ont donc toute
l'autorité désirable pour les soumettre au grand
public.

Il est possible que cette publicité ait des
inconvénients, mais ils sont largement com-
pensés par les avantages. Si l'hygiène publique
a fait quelques progrès dans ces dernières
années, si les notions concernant la contagion,
l'alcoolisme, la tuberculose, se sont répandues
dans le monde, nous le devons exclusivement
à la publicité que les journaux politiques ont
donnée à ces questions et au talent des rédacteurs scientifiques, qui ont su intéresser leurs
lecteurs avec des sujets ordinairement ardus et
difficiles.

Nous, médecins, livrés à nos propres forces
sans le concours de la presse, nous n'aurions
pas pu, de longtemps encore, faire pénétrer
dans l'esprit des masses ces notions si utiles à
la santé publique. On est donc malvenu à lui
faire un grief de son rôle de vulgarisation.

En ce qui concerne l'Acide Formique, la publicité que la presse a donnée à ce produit, me
paraît justifiée par son importance.

Un médecin découvre que cet agent, oublié
ou ignoré, exerce sur le système musculaire un
pouvoir extraordinaire, au point de permettre
à l'homme de travailler sans fatigue ou avec le
minimum de fatigue. Ne trouvez-vous pas que,
au point de vue utilitaire, cette découverte

égale en importance bien d'autres inventions plus bruyantes? Ce fait devait intéresser le public, d'autant plus qu'il permet à tout le monde d'utiliser à son profit une substance qui ne constitue pas une spécialité commerciale.

Cette publicité n'a eu d'autres inconvénients que de pousser certains malades à en faire un usage inconsidéré. Ces personnes ont eu le tort d'agir sans demander conseil au médecin et sans savoir si leur état de maladie ne présentait pas des contrindications à l'emploi du médicament. Elles n'ont pas compris ce que je tiens à redire ici : c'est que l'action de l'Acide Formique est une action physiologique produite sur l'homme sain et qui, dans certains cas, peut ne pas se produire sur l'homme souffrant. En état de maladie, il est donc important de ne pas faire usage du médicament sans l'avis du médecin. Ces réserves posées, il est bon de remarquer que la plupart de ces malades sont des chroniques, des désespérés de la thérapeutique, et que l'Acide Formique a fait luire à leurs yeux un rayon d'espoir. Ne soyons donc pas trop sévères ni pour eux, ni pour la presse qui les a renseignés.

Les bons médicaments sont, comme les hommes de bien, soumis à la médisance et même à la calomnie. Toutes les fois qu'une médication émerge au-dessus des autres, vous pouvez être sûr que, bientôt, s'élèveront des voix discordantes. Il y a, il y aura toujours des gens qui se lassent d'entendre appeler Aristide, le Juste. De même, il y aura toujours des hommes

qui supporteront impatiemment l'éloge prolongé d'une médication dont ils ne sont pas les
promoteurs.

Il me serait facile de citer des exemples, et
sans aller plus loin, je pourrais choisir celui de
l'antipyrine. Que de griefs n'a-t-on pas reproché à ce médicament? Le bon sens populaire
en a fait justice, et le public continue, avec ou
sans ordonnance, à s'administrer le médicament décrié et bienfaisant.

L'Acide Formique ne saurait échapper à cette
loi de psychologie humaine. Déjà une rumeur
légère s'élève : on a trop vanté les formiates, on
abuse des formiates.

Examinons.

On a trop vanté les formiates. Cela dépend.
Oui, si on a voulu en faire une panacée ; oui,
si, à l'exemple de certains intéressés, on veut en
faire des médicaments spécifiques susceptibles
de guérir certaines maladies aussi répandues
qu'incurables. Mais non, on ne les a pas trop
vantés et on ne les vantera jamais assez, si on
n'envisage que leur action *toni-musculaire* et
leur *innocuité*.

Car je soutiendrai envers et contre tous qu'il
n'y a pas dans toute la Thérapeutique d'agent
qui soit à la fois aussi puissant et aussi inoffensif que l'Acide Formique. Il n'y en a pas dont
l'action soit aussi manifeste et si immédiate, qu'on
ne puisse pas se refuser à l'évidence. Montrez
donc dans toute la série des drogues un agent
qui, comme lui, en quelques heures, accroisse
la force musculaire, au point de ranimer la

vessie affaiblie du vieillard et de faire disparaitre des tremblements intenses datant de
huit à dix ans.

D'ailleurs bien des raisons permettent de
supposer que l'Acide Formique fait partie de
nos sécrétions normales et que certaines
glandes, comme les capsules surrénales, sont
plus spécialement chargées de cette fonction.
Quand nous sommes anéantis, accablés de
lassitude, souvent sans cause suffisante, c'est
que la fonction de ces glandes est troublée.
Nous sommes las et incapables de travailler,
comme celui dont les glandes gastriques sont
taries, est incapable de digérer.

Alors où commence l'abus ? Qu'est-ce que
l'abus en pareil cas ? Est-ce parce qu'il y a un
trop grand nombre d'individus qui en bénéfi-
cient que vous criez à l'abus ? Mais ce nombre
ne fera qu'augmenter. C'est à prévoir si l'on
réfléchit que l'Acide Formique soutient l'homme
dans son travail et lui épargne la fatigue.
Songez à l'immense multitude de travailleurs
qui arrivent à la fin de leur journée accablés
de lassitude et remplis d'amertume contre le
sort qui les condamne à cette dure existence.
Pourquoi voulez-vous jeter un doute dans leur
âme, quand on leur offre une substance inof-
fensive par excellence qui peut contribuer à
adoucir leur misère ?

Préférez-vous qu'ils continuent à s'abreuver
d'alcool et d'absinthe et à s'obnubiler le cerveau, afin de se stimuler et de ne voir l'existence
qu'à travers les vapeurs de l'ivresse ? Ou bien

préférez-vous qu'ils continuent à souffrir de leur misérable vie ?

Que reprochez-vous au médicament ? Son activité vous étonne et vous inquiète. Vous prétendez que si, sous son influence, l'homme redouble d'énergie, cette action première sera suivie d'une sorte d'épuisement du système musculaire.

Sur quoi basez-vous une pareille accusation ? Il n'y a aucun fait scientifique qui l'autorise. Vous n'ignorez pas, j'aime à le croire, que dans le travail, la machine animale ne s'use pas ; il n'y a que le combustible fourni par l'alimentation qui se consume, le système musculaire reste intact. A l'homme qui travaille normalement, il suffit de donner une ration alimentaire normale pour entretenir ses forces et son organisme en parfait état.

De ce que nous lui fournissons le moyen de faire son labeur journalier sans fatigue, il ne s'ensuit pas qu'il s'usera davantage. N'est-ce pas la preuve, au contraire, que les phénomènes biologiques du travail s'accomplissent mieux, et n'est-ce pas une raison pour que le moteur s'use moins ?

Du reste, cette accusation a été surtout colportée, c'est le mot, par un prospectus commercial répandu à profusion dans le monde médical. Son véritable auteur n'ignore pas les données élémentaires de physiologie que je viens de rappeler, malheureusement son opinion est sujette à caution. En même temps qu'il exerce sa critique contre mes idées, il vante la supériorité d'une préparation de formiate qui vaut à peine son poids de billon, mais qui se vend au poids de l'or. J'ai au moins sur lui l'avantage d'apporter des faits précis et une opinion absolument désintéressée sur un produit qui est depuis longtemps dans le commerce courant.

Je le dis, non pour me faire valoir, mais dans le but de fournir un élément de preuve. Voilà plus de deux ans que j'expérimente l'Acide Formique sur moi. Personne ne peut fournir une plus longue observation des faits et des résultats ; car, personne encore n'en a fait un usage aussi prolongé aux doses que j'indique. Je suis à même d'affirmer que je n'en ai ressenti que de bons effets, et j'ajouterai que, à ma surprise, il n'y a pas d'accoutumance.

Mon passé scientifique, les quarante ans de médecine, dont trente ans dans les hôpitaux, pendant lesquels j'ai appris à observer des malades et des actions médicamenteuses, donnent, je l'espère, à ma parole, une autorité suffisante pour qu'on ne lui oppose pas des préventions qui ne reposent sur rien.

La clinique et l'expérimentation ont démontré que l'Acide Formique n'a aucune action toxique ; qu'à ce point de vue, il est moins dangereux que le sel de cuisine ; elles nous ont appris qu'il est absolument inoffensif pour le rein, organe si sensible d'ordinaire aux actions médicamenteuses nocives, puisque j'ai vu plusieurs fois l'albumine disparaître à la suite de son emploi. Alors, comment pouvez-vous l'accuser ? Qu'est-ce qui motive votre terreur ?

C'est donc par pétition de principe ou par intérêt que vous le dénigrez?

Malades qui avez confiance dans l'Acide Formique, ne laissez pas ébranler votre foi ; travailleurs, ouvriers, penseurs, commerçants, qui fléchissez sous le poids de vos labeurs, fermez l'oreille à des accusations sans fondement scientifique et dictées, le plus souvent, par un intérêt commercial, et puisez sans crainte dans ce produit merveilleux que la science vous offre, la force et l'énergie, dont vous avez besoin.

Lyon. juin 1905

D' CLÉMENT.

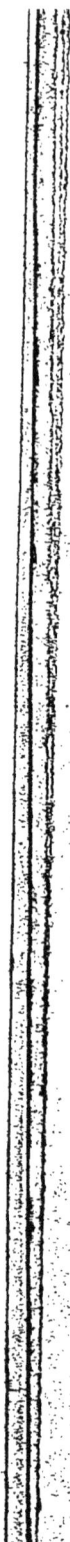

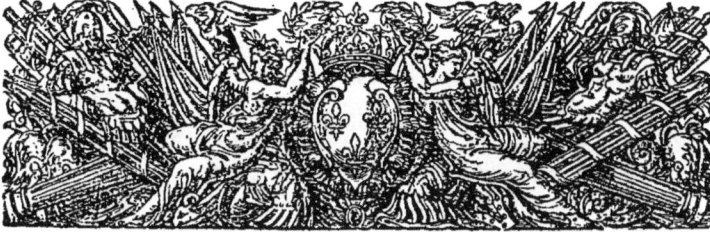

LIVRE I

CHAPITRE I

VISION !

Le passé de l'alcool. — L'avenir de l'acide formique

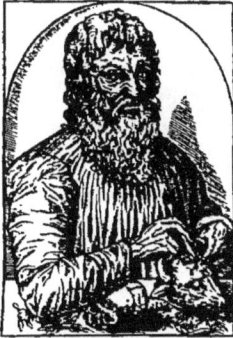

L'avenir montrera de très grandes analogies entre la destinée que l'Alcool a subie à travers les âges et celle qui me paraît réservée à l'Acide Formique, qui est aujourd'hui à l'aube de son évolution.

L'homme a un tel besoin de combattre les dépressions physiques et morales auxquelles il est sujet, que dans tous les lieux de la terre et dans tous les âges, il a toujours recherché et il recherchera toujours l'excitation produite par

Sub Hippocratis auspiciis.

les boissons fermentées ou stimulantes. Dès les temps les plus reculés, et dans tous les pays, l'usage immodéré de ces liqueurs était tellement répandu, que la plupart des législateurs anciens édictèrent des lois sévères contre les ivrognes. On peut dire que l'alcoolisme a existé bien avant qu'on eût isolé l'alcool, principe de ces boissons excitantes et ses progrès n'ont fait que grandir jusqu'à nos jours.

C'est au XIe siècle que les Arabes apprirent à retirer par la distillation du vin une liqueur nouvelle, à laquelle ils donnèrent le nom de Alcohol. Cette nouvelle liqueur fut regardée d'abord comme un poison.

Trois siècles plus tard, Arnauld de Villeneuve, dans son traité « *De conservanda juventute et retardanda senectute* », vante les vertus et l'utilité de l'Eau-de-vin. que quelques-uns. dit-il, appellent *Eau-de-vie* (aqua vitae), et il préconise l'emploi de ce produit comme agent thérapeutique et aussi comme agent hygiénique. conservant la jeunesse et retardant la vieillesse.

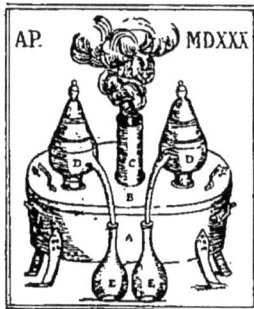

Longtemps encore cette liqueur fut considérée comme un remède et seuls les apothicaires pouvaient la vendre. On l'utilisait plus spécialement à l'extérieur pour panser les plaies, pour combattre les contusions. ou bien pour composer des baumes divers. C'était un remède pour l'usage externe, comme l'Acide Formique l'est encore de nos jours dans les pays allemands.

Il faut arriver au milieu du xvɪᵉ siècle pour voir l'Eau-de-vie commencer à devenir autre chose qu'un remède et à pénétrer dans la consommation populaire à titre de boisson simple. En 1678, Louis XII créa la corporation des distillateurs et à partir de ce moment la vente des eaux-de-vie, réservée autrefois aux pharmaciens, se fit publiquement dans les rues. Dès lors, l'abus de ces alcools alla grandissant jusqu'à nos jours dans toutes les classes de la société, mais surtout dans la classe ouvrière, où l'homme, obligé de se livrer à des travaux pénibles, espère trouver dans l'excitation passagère que produit ce liquide, la force et l'énergie qui lui manquent.

L'Alcool a menti à toutes ses promesses et on dirait que c'est par antiphrase, que les contemporains d'Arnauld de Villeneuve nommèrent eau-de-vie le produit de la distillation du vin. Non seulement il ne retarde pas l'approche de la vieillesse de l'individu, mais encore il la précipite en sclérosant prématurément tous ses organes.

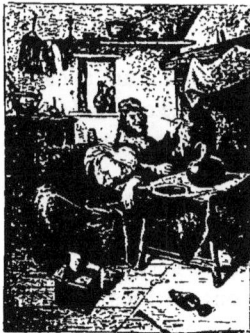

La tare que l'Alcool imprime à l'individu, celui-ci la transmet à sa descendance et la race tout entière périclite et dégénère, au point de vue physique et encore plus au point de vue mental. Aujourd'hui l'alcool est définitivement jugé et condamné. On peut dire qu'il est arrivé au point culminant de sa période et que désormais il ne fera que décliner; il tombe maudit sous le poids de ses méfaits.

L'Acide Formique a déjà traversé cette première phase de l'évolution, où on le considérait comme un poison. Assurément, pris pur ou concentré, il nuirait aux tissus avec lesquels il serait en contact et sous cette forme son emploi serait dangereux.

Mais il en serait de même de ces acides citrique, tartrique, acétique, etc., dont on fait cependant des sirops et des limonades agréables. Il est inoffensif à la condition d'être pris dilué, comme les autres acides que je viens de nommer, ou neutralisé par une base alcaline, et alors il n'est pas plus toxique qu'ils ne le sont.

Actuellement il traverse la deuxième phase, la même que celle que parcourut l'alcool, du temps de Arnauld de Villeneuve jusqu'au xvi⁰ siècle. Il est considéré comme un remède salutaire et efficace et longtemps encore il ne sera vendu que par les officines des pharmaciens.

Cependant en présence de son action physiologique si nette et si utile à l'homme, je prévois qu'il franchira la dernière étape et que dans un avenir peu éloigné, il entrera, sous une forme ou sous une autre, dans la consommation populaire. Je n'hésite pas à affirmer que médicament aujourd'hui, demain il deviendra une boisson hygiénique destinée à soutenir les forces du travailleur.

L'Acide Formique ne subira pas le sort ultime de l'alcool, pour bien des raisons dont voici les principales. En premier lieu, son action est positive ; il augmente la force et l'énergie, tandis que l'alcool donne momentanément une excitation trompeuse, qui est bientôt suivie d'une dépression et d'une diminution de l'énergie physique et morale.

L'alcool flatte le goût du consommateur. On
commence par des doses faibles, mais la pente est
fatale, on arrive rapidement aux doses excessives.
Tandis que l'Acide Formique n'a rien d'agréable au
goût ; on le prend à petites doses, par utilité et non
par plaisir et on ne peut pas être entraîné à en
faire abus.

Il est inoffensif, il est moins toxique que le sel
de cuisine, tandis que l'alcool est toxique à des
doses relativement faibles.

Enfin l'Acide Formique ne détermine pas d'ivresse
et l'homme ne sera jamais conduit à l'intempé-
rance par l'usage de cette boisson.

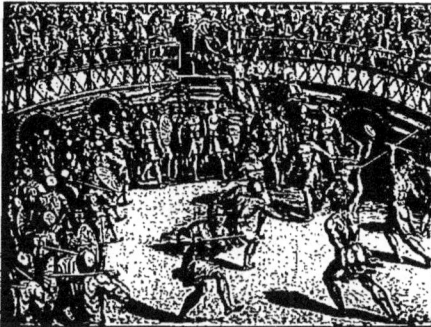

Cet opuscule a pour but de vulgariser l'action
bienfaisante, hygiénique, de l'Acide Formique. Il
s'adresse donc à tout le monde, aux gens bien
portants comme aux valétudinaires.

Je vais plus loin et jedis qu'il s'adresse surtout aux
gens bien portants, parce que l'action fondamentale
de l'Acide Formique, celle qui en fait un agent merveilleux de la force et de l'endurance, s'exerce
mieux sur l'homme sain que sur l'homme malade.

Plus le système nervo-musculaire de l'individu qui en fait usage est sain, est normal, plus l'effet produit est constant, plus il est marqué. Cela se comprend, c'est une action physiologique qu'il exerce ; il faut que l'appareil moteur soit normal, pour bien réagir.

Est-ce à dire pour cela que cet agent ne trouve pas son application en pathologie ? Assurément non.

Il y a, en effet, bien peu de malades, qui échappent à son indication, il y en a bien peu qui n'aient besoin qu'on relève leurs forces physiques et morales au moins comme moyen adjuvant pour aider à leur guérison.

Ce que je veux dire, c'est que l'action si spéciale de l'Acide Formique sur le système musculaire est souvent entravée chez les malades, par des troubles profonds de la nutrition des nerfs et des muscles, ou bien qu'elle peut être masquée par d'autres phénomènes.

En somme, chez les malades il y a, comme toujours, des indications et des contre-indications à l'emploi de cet agent thérapeutique. Ils auraient grand tort d'en faire usage sans prendre conseil du médecin, qui est seul juge de l'opportunité de son emploi et qui seul peut leur dire s'il y a danger ou non pour eux à s'en servir.

Il en est tout autrement des gens qui sont en état de santé. Tous, nous sommes plus ou moins soumis à la loi du travail, tous nous avons plus ou moins à souffrir de sa conséquence inéluctable, à souffrir de la fatigue.

L'emploi de l'Acide Formique qui supprime cette souffrance est appelé à soulager tous ceux qui la supportent difficilement, tous ceux qui n'ont ni l'énergie physique, ni l'énergie morale de l'endurance et aussi ceux dont les travaux habituels excèdent les forces moyennes de l'homme. Son usage peut donc se généraliser et rendre des services à un grand nombre de personnes.

Il doit se répandre de préférence dans le monde des travailleurs, parmi ceux qui sont obligés de se livrer à un labeur quotidien pour gagner leur vie.

Tous les hommes qui dépensent de l'activité sont intéressés sans doute à faire usage de ce produit ; mais c'est surtout dans le monde des ouvriers que je voudrais le voir s'introduire, se répandre, pour y détrôner l'alcool, qui aigrit les caractères et surexcite les esprits ; qui, loin de rendre le travail plus facile, le rend plus pénible, puisqu'il diminue l'énergie musculaire. Si bien que l'ouvrier harassé de fatigue, maussade, rentre le soir à son foyer, maudissant son sort en songeant que le lendemain et.les jours suivants, et toujours, ce sera à recommencer.

Croyez-vous que les rapports sociaux et ceux de la famille ne s'amélioreraient pas, ne se transformeraient pas du tout au tout, si, comme je le prétends, le travailleur faisant usage de l'acide formique, agissait sans peine et arrivait à la fin de sa journée sans éprouver de lassitude ?

Tout mon désir est donc de vulgariser l'emploi de l'Acide Formique, et j'espère que cet opuscule contribuera à sa diffusion et par suite à l'amélioration du sort des travailleurs.

CHAPITRE II

Pro domo meâ

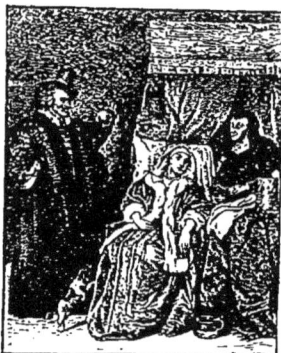

L'Acide Formique exerce sur le système musculaire une action surprenante : il le tonifie, il accroît sa force et il supprime le sentiment de fatigue qui accompagne tout effort trop longtemps soutenu et cela dans des proportions inespérées.

C'est là son action fondamentale et, à mon avis, toutes les autres vertus qu'il présente dérivent de cette action et en sont une conséquence immédiate.

La découverte de cette action si remarquable m'appartient sans conteste. Elle est, comme je viens de le faire entrevoir, d'une très haute importance au point de vue social et humanitaire, et c'est pourquoi je me fais gloire de la revendiquer et de la répandre.

Bien que l'Acide Formique eût été usité autrefois par la médecine, personne avant moi n'avait reconnu sa véritable action, personne n'avait vu l'influence si spéciale, si caractéristique et si heureuse qu'il exerce sur le système musculaire.

Sans doute on le considérait déjà comme un tonique, comme un cordial, un stomachique, mais on ne s'expliquait pas cette action fortifiante et on en méconnaissait à la fois la nature et l'importance. Bien d'autres substances passaient pour avoir les mêmes propriétés et l'essence de fourmis, qui représentait à cette époque notre Acide Formique, ne prévalut pas sur le grand nombre de celles qui jouissaient de la même réputation. Elle se perdit peu à peu dans la foule des agents dits fortifiants, parce que personne ne s'était rendu compte de la spécificité de son action merveilleuse sur les organes de la force et du mouvement.

Aussi quand, au XVIIIᵉ siècle, la Matière médicale, opérant une véritable réaction contre la Pharmacopée galénique, trop complexe, trop polypharmaque, bannit de ses formules la plupart des drogues tirées du règne animal, la fourmi subit le sort de la vipère et du scorpion, et son essence tomba dans un oubli à peu près absolu.

Il faut reconnaître cependant que l'Acide Formique ou mieux ses composés, les formiates de soude, de potasse, de chaux, de lithine, n'ont jamais complètement disparu des formulaires. Il y a eu quelques travaux faits sur ces agents, la plupart avaient pour but de lancer des spécialités commerciales, sous des noms bizarres, mais personne avant moi, même parmi ceux qui se flattent de les avoir expérimentés, personne, dis-je, n'avait indiqué leur action si particulière et si remarquable sur le système musculaire.

Parmi les brochures, à allures scientifiques, qui accompagnent d'ordinaire les spécialités de ce genre et dont les auteurs ont cependant tout intérêt à faire valoir leurs produits, il n'y en a pas une seule qui parle de cette action musculaire. On se contente de dire d'une façon banale que cela « augmente l'appétit et l'activité physique et cérébrale », mais on en dit autant d'un cordial ou d'un apéritif quelconque.

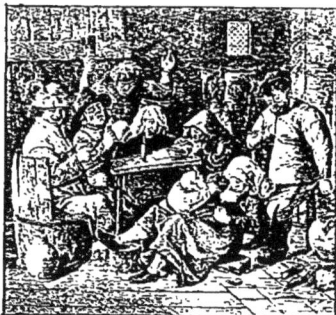

C'est au mois de juillet 1903 que, pour la première fois, j'ai fait part de ma découverte au monde médical, dans une communication à la *Société nationale de médecine* de Lyon. Celle-ci est publiée *in extenso* dans l'organe officiel de cette société, dans le *Lyon Médical* du 3 août 1903.

Dans cette communication, j'ai établi d'une façon catégorique que l'Acide Formique avait une action spécifique sur le système musculaire, dont il augmentait la force et l'activité et dont il retardait la fatigue, tout cela « dans des proportions inattendues ». Pour mieux éveiller l'attention, pour mieux capter la bienveillance de mes auditeurs, j'eus le soin de mentionner l'emploi de l'Acide Formique fait autrefois en médecine, sous le nom d'*Elixir de magnanimité*, et de faire remarquer que ce nom pompeux montrait bien que nos anciens attachaient à cet elixir de fourmis l'idée de propriétés toniques.

La communication fut écoutée plutôt avec réserve, peut-être avec scepticisme, on ne voulait pas croire, malgré mes allusions à l'ancienne réputation de l'Elixir de magnanimité, on ne voulait pas croire; dis-je, à la révélation des faits étrangès que je venais d'établir.

Aussi la presse médicale à cette époque ne souffla mot de mon travail. Il n'y avait pas là de quoi m'émouvoir. C'est assez dans les usages de nòtre pays. La presse médicale parisienne ne connaît que ce qui se fait ou se dit à Paris, et les journaux de province, en dehors de leurs œuvres locales, ne font que reproduire ce que dit la presse parisienne.

De sorte que si vous êtes provincial, si vous êtes une individualité sans mandat, c'est-à-dire si vous ne disposez ni des votes, ni des places, vous aurez beaucoup de peine à vaincre cette sorte de conspiration du silence et à faire connaître vos idées.

En revanche ma publication, parue dans le *Lyon médical*, a été très favorablement accueillie par les rédacteurs scientifiques des principaux journaux politiques. C'est M. Deuzères, le consciencieux et savant vulgarisateur du *Petit Parisien*, qui le premier attira l'attention du public sur ma découverte. Je dois aussi des remerciements à notre confrère le docteur Brémond, président du Syndicat de la presse scientifique, qui consacra à mon travail de charmantes causeries. A partir de ce moment presque tous les journaux de France voulurent bien accorder quelques lignes à ma découverte. Puis cette publicité bienveillante franchit les frontières et bientôt je reçus des lettres des quatre coins du globe, me demandant des renseignements complémentaires sur l'Acide Formique et sur son mode d'emploi.

Je continuai à poursuivre mes expériences et

mes observations et, un peu plus tard, de plus en plus certain des faits que j'avais énoncés, j'adressai une note à l'Académie des sciences. Elle fut présentée en mars 1904 par notre éminent physicien, M. Amagat. Dans ce nouveau travail où je relatai les résultats de mes expériences à l'Ergographe, j'ai établi d'une façon péremptoire la puissance de l'action toni-musculaire de l'Acide Formique, en montrant par le calcul des ergogrammes que l'énergie dépensée, après l'usage de l'Acide, pouvait être cinq fois plus grande qu'avant son emploi. C'est là aussi que, pour la première fois, j'indiquai que son action s'exerçait sur les muscles de la vie végétative, aussi bien que sur ceux de la vie animale, et qu'elle était particulièrement remarquable sur la tunique musculaire de la vessie.

Trois mois plus tard j'adressai une note manuscrite à l'Académie royale des sciences, des lettres et des beaux-arts de la Belgique. Elle fut renvoyée à l'examen de deux physiologistes éminents MM. Masius et L. Frédéricq. Comme elle avait été publiée au moins dans ses parties essentielles, ces messieurs ne purent que la faire classer « honorablement » dans les archives de l'Académie et l'Assemblée me vota des remerciements. Ce n'était qu'un succès d'estime sans importance. J'eusse préféré un contrôle expérimental des faits que j'avançais.

A mesure que le temps s'écoulait et que je poursuivais mes observations, j'avais recueilli bien d'autres particularités intéressantes sur l'action de l'Acide Formique, mais avant de les faire connaître, j'avais à cœur de bien établir tout d'abord devant le monde médical l'action *fondamentale* de cet agent, son action *toni-musculaire*, car j'étais convaincu que toutes les autres propriétés dérivaient de celle-là.

C'est pour cela qu'en juin 1904, j'eus l'honneur d'adresser à l'Académie de médecine un travail plus complet sur la question. Il fut présenté à cette Assemblée par un de ses membres les plus distingués, le Dr Huchard, qui m'honore de son amitié. Je ne crois pas me tromper en disant que M. Huchard n'accomplit sa mission que par pure courtoisie pour moi et que tout d'abord il n'ajouta pas grande foi à mes assertions, d'ailleurs un peu surprenantes et inattendues. En effet, chargé de faire un rapport, il devait le communiquer à l'Académie avant la fin du mois de juillet, mais il laissa venir et passer les vacances sans le produire. Evidemment il n'avait pas encore la foi et son zèle s'en était ressenti.

Je donne tous ces détails pour bien montrer que si M. Huchard est devenu par la suite favorable à l'Acide Formique, ce n'est pas par idée préconçue, par parti pris, mais bien parce qu'il a été forcé de se rendre à l'évidence, et que, en conséquence, le jugement qu'il a porté plus tard en sa faveur a d'autant plus de valeur à nos yeux, qu'il a plus hésité à se laisser convaincre.

Une fois qu'il fut persuadé que mes assertions avaient un fondement sérieux, M. Huchard, avec la conscience qu'il apporte dans tout ce qu'il fait, reprit complètement mon étude et se mit à vérifier point par point les conclusions auxquelles j'étais arrivé.

Pendant qu'il se livrait de son côté à des recherches, je fus sollicité par des confrères amis à faire une nouvelle communication sur l'Acide Formique. Je la fis à la *Société des Sciences médicales* de Lyon, dans sa séance du 8 février 1905, sous ce titre : «Note complémentaire sur l'Acide Formique », et elle a été insérée dans le *Lyon Médical* du 19 février.

Un mois plus tard, dans la séance du 14 mars,

M. Huchard présenta à l'Académie de médecine, non plus un rapport sur ma communication de 1904, mais un travail personnel sur l'Acide Formique, dans lequel il a repris, contrôlé et confirmé point par point toutes mes assertions et toutes mes expériences, en y ajoutant des données personnelles sur l'action diurétique du formiate de soude.

Je ne veux pour le moment retenir de sa communication académique que ceci : c'est que toutes ses expériences ont confirmé les miennes et les résultats que j'avais obtenus. J'ai eu la grande satisfaction d'entendre sa parole si autorisée proclamer que j'avais vu juste, lorsque le premier j'ai affirmé que l'Acide Formique accroît la force musculaire dans des proportions considérables, qu'il augmente l'activité des muscles et leur résistance à la fatigue et qu'il agit sur les fibres lisses aussi bien que sur les fibres striées, c'est-à-dire aussi bien sur les organes de la vie végétative que sur ceux de la vie de relation.

Je cite le dernier paragraphe (1)

« Ce qui n'est plus en discussion, c'est l'action *toni-musculaire* et *diurétique* des formiates. C'est l'importance de cette médication, ce sont les nombreuses applications thérapeutiques que nos observations et expériences paraissent avoir définitivement confirmées ou établies.

« Elles ont *confirmé* l'action *toni-musculaire* si nettement constatée par Clément, de Lyon, dans son travail digne des éloges les mieux justifiés ; elles ont *établi* encore entre nos mains leurs propriétés diurétiques, qui ajoutées à l'action toni-musculaire,

(1) *Bulletin de l'Académie de Médecine*, n° 11, séance du 14 mars 1905.

en font à l'avenir une importante acquisition pour la thérapeutique. »

Le travail de M. Huchard contient des faits très intéressants sur lesquels nous aurons à revenir. Outre l'action diurétique qu'il a bien mise en évidence, il a eu l'initiative de provoquer les recherches de M. Gréhant, professeur au Muséum, qui a établi par des expériences irréfutables ce que nous savions déjà d'après nos observations cliniques, que l'Acide Formique et ses composés alcalins n'avaient pas d'action toxique, si ce n'est à des doses tellement excessives, qu'il ne viendra jamais à l'idée de personne de les employer.

A partir du jour où M. Huchard eut fait connaître du haut de la tribune de l'Académie son opinion personnelle sur les mérites de cet agent médicamenteux, les journaux de médecine consentirent enfin à entretenir leurs lecteurs de cette question, que malgré son intérêt évident, je n'aurais jamais pu à moi seul diffuser dans le monde médical. Ce qui prouve que le *magister dixit* est encore vivace dans ce beau pays de France que l'on dit émancipé et que l'on se représente comme fortement imbu d'instincts révolutionnaires.

L'innocuité des préparations formiques, démontrée par les expériences de M. Gréhant, leur action diurétique démontrée par M. Huchard, leur action toni-musculaire dont la découverte appartient sans conteste au Dr Clément, tel est le bilan actuel de la science à leur sujet.

Nous parlerons plus loin de l'emploi de l'Acide Formique qu'on a fait en médecine avant qu'on eût acquis ces données nouvelles.

Je tiens, avant de terminer ce chapitre, à renou
veler en partie ce que j'ai dit plus haut. Si importants que soient les services que l'Acide Formique
est appelé à rendre à la thérapeutique, importance
qui saute aux yeux puisque le rôle de cet agent est
de relever les forces et qu'il n'y a pas beaucoup
de malades, chez qui cette indication n'ait besoin
d'être remplie; si importants, dis-je, que soient ces
services, ils cèdent la priorité à ceux qu'il est appelé
à rendre à l'universalité des travailleurs, en soute-
nant leur vigueur et en leur permettant de gagner
leur vie sans souffrir de la fatigue. En d'autres
termes, son rôle social et humanitaire est destiné
à devenir plus considérable et plus brillant que son
rôle médical.

CHAPITRE III

De l'Acide Formique dans la nature

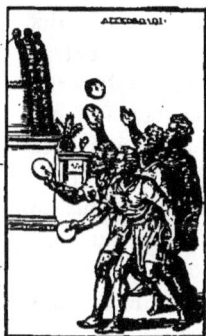

L'Acide Formique est très répandu dans la nature, où le plus souvent il est le résultat de l'oxydation de matières organiques et surtout de principes résineux. C'est ainsi que dans les bois de pins ou de sapins, les parties mortes, qui jonchent le sol, contiennent beaucoup d'Acide Formique. Il est intéressant de remarquer que les insectes, si réputés pour leur force musculaire, se plaisent à vivre dans ces détritus où ils peuvent et doivent puiser de l'Acide Formique.

Il entre également dans la constitution élémentaire des tissus vivants des deux règnes. On le trouve assez abondant dans les feuilles des conitères et dans les térébenthines que ces arbres fournissent. En particulier la térébenthine du mélèze contient des acides pinique et formique (Cauvet, *Mat. méd.*). Les cachous et les gambirs sont caractérisés par une sorte de tannin, la catéchine, qui avec de la potasse donne de l'Acide Formique.

L'arbutine, tirée de l'*Arbutus uva ursi*, fournit également de l'Acide Formique par oxydation. L'ergot de seigle altéré contient du formiate de propylamine.

Il existe une plante qui jouit depuis la plus haute

antiquité de la réputation d'être stimulante, c'est la roquette sauvage. l'*Eruca*. Or cette plante est riche en acide formique. Les anciens lui attribuaient les propriétés que j'appellerai, par *honesteté*, de Magnanimité, et dont le sens est défini par ces citations : *Et venerem revocans eruca morantem* (Martial) ; *Excitat ad venerem tardos eruca maritos* (Columelle); *Nec minus erucas jubeo vitare falaces* (Ovide).

Les fruits du *Sapindus saponarius*. ceux du tamarin. la joubarbe des toits en renferment également. Il est donc dans tous ces végétaux le produit de sécrétion du protoplasma des cellules. Mais la plante qui en fournit le plus, c'est l'ortie, qui porte à la base des poils des feuilles, des glandes qui sont remplies d'Acide Formique. Il se passe chez ces végétaux un phénomène très voisin de ce qu'on observe d'habitude chez les animaux seulement, sous le nom de contraction musculaire réflexe. Ces glandes sont entourées de cellules excitables et contractiles comme des fibres musculaires. Sous l'influence d'une simple excitation, d'un attouchement, les organes vénéneux de l'ortie se contractent et chassent dans les poils tubuleux. l'Acide Formique qu'ils renferment.

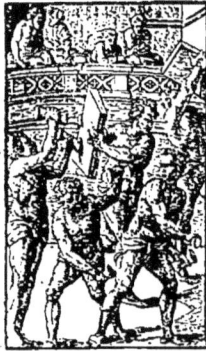

Dans le règne animal il entre aussi dans la composition de certains tissus. On le trouve dans les muscles. la rate, le thymus, la sueur, le sang des animaux *nourris de sucre*, dit Edmond Perrier dans son traité de zoologie (*le Milieu intérieur*). D'après Campbel (*Chem. gaz*, 1853), il se retrouve également dans divers liquides et sécrétions du corps de l'homme, comme dans le liquide musculaire et dans les sécrétions du foie.

Mais c'est surtout dans le monde des insectes que sa présence est connue depuis longtemps et qu'elle est intéressante à rappeler. Tous les Hyménoptères, fourmis, abeilles, guêpes, sécrètent de l'Acide Formique et tous ces insectes se font remarquer par leur activité, par leur industrie, leur grande aptitude au travail et par leur goût pour les substances sucrées. Ce sont des insectes laborieux, industrieux, vivant en société, ayant une sorte de hiérarchie sociale et une véritable civilisation. Ces choses sont trop connues pour qu'il y ait lieu d'y insister ici. Il est difficile de ne pas être amené à établir un rapprochement entre ces deux ordres de faits, la sécrétion de l'Acide Formique d'une part, et l'activité remarquable de ces êtres de l'autre, et à se demander si l'un et l'autre ne sont pas en étroite corrélation. Pour mon compte, je n'hésite pas à admettre que c'est à l'Acide Formique dont ils sont imprégnés, que ces Hyménoptères doivent leur énergie et leur activité.

Les fourmis surtout se font remarquer par ces qualités communes à l'ordre et ce sont elles qui sécrètent la plus grande quantité d'Acide Formique. Pline, le naturaliste, comparant les charges qu'elle transporte et lap etitesse de son corps, n'hésitait pas à déclarer que, proportion gardée, la fourmi avait une force musculaire supérieure à celle de tout autre animal. Linné a fait une remarque de même nature.

3

Tous les naturalistes d'ailleurs qui ont observé les fourmis, ont vanté la force et l'activité de ces insectes. Celles qui vivent sous terre creusent dans le sol une multitude de galeries et de chambres diposées par étages, rejettent les déblais au dehors et en forment au-dessus de leur habitation, un monticule dans l'intérieur duquel elles construisent de nouvelles galeries semblables aux premières ; ce sont pour ces petits animaux de vrais travaux de titans qui rappellent ceux de l'âge mégalithique.

D'autres se construisent des demeures dans le tronc des arbres, elles attaquent le bois avec leurs mandibules et creusent dans l'intérieur de l'arbre plusieurs étages de chambres et de galeries superposées et séparées par des planchers. Toutes proportions gardées, ces travaux de percement dans le bois sont comparables à ceux du percement du Simplon.

Certaines espèces construisent leurs fourmilières en plein air, à l'aide de débris de végétaux qu'elles ramassent de toute part, qu'elles charrient dans le lieu choisi par la communauté et qu'elles savent disposer avec un art merveilleux. Qui ne s'est amusé maintes fois à contempler le long des chemins, les fourmis errantes, loin de leur fourmilière ? Qui n'a admiré le courage, la vaillance, la ténacité et la force de ces petits insectes quand ils charrient ces débris, souvent bien plus lourds et plus volumineux que leur corps ; tantôt tirant, tantôt poussant leur fardeau, ne lâchant jamais prise malgré le vent qui les culbute, malgré les aspérités ou les dépressions du chemin, qui sont pour leur taille comme des montagnes ou des précipices ?

Plus haut, en citant la zoologie de Edmond Perrier, nous avons dit qu'on trouvait de l'Acide Formique dans les animaux nourris de sucre. Il est à remarquer que tous les Hyménoptères, *gens formicans* par excellence, sont avides de substances sucrées. Les guêpes, les frelons, les abeilles font des provisions de miel pour s'en nourrir. La fourmi du Mexique donne aussi un miel acidulé, qui fait les délices des habitants du pays. Les naturalistes nous ont appris que les fourmis réduisent les pucerons à l'esclavage et les portent dans leur demeure pour les y élever comme une sorte de bétail, destiné à leur fournir la substance sucrée dont elles sont friandes et dont elles ont besoin.

Je citerai un dernier exemple tiré du règne animal. Les chenilles ordinaires sont des êtres à habitudes sédentaires. Il y en a une espèce cependant qui fait exception, c'est celle des chenilles processionnaires. On dirait qu'elles ont besoin de mouvement et qu'elles sont obligées de quitter leur nid. Or, ces chenilles contiennent de l'Acide Formique et elles vivent de préférence dans les bois d'essences résineuses.

Ces diverses circonstances, cette observation de la nature, m'ont inspiré l'idée de rechercher quelle pourrait bien être l'action de l'Acide Formique chez l'homme. C'est alors que je résolus de l'expérimenter sur moi-même. Mais avant de faire connaître le résultat de mes expériences, il est juste de parler de son emploi dans le passé.

C'est un chapitre de thérapeutique historique, complètement ignoré ou oublié avant mes recherches personnelles.

CHAPITRE IV

Acide Formique dans le passé

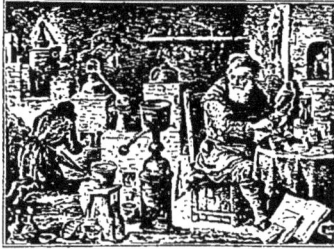

Parmi les vieux auteurs de médecine que j'ai pu consulter, le plus ancien qui fasse mention de l'emploi médical des fourmis c'est Ambroise Paré (1517 à 1590). Le titre du chapitre où il en parle, ne laisse aucun doute sur le genre de propriétés qu'on leur attribuait déjà à cette époque lointaine, propriétés que nous désignerons sous le nom de magnanimité, pour des raisons que nous exposerons plus loin. Je cite en partie la formule : « Pour les remèdes extérieurs, prenez huile de Suzeau, en laquelle ferez infuser des fourmis et en frotterez les reins, etc. » Autre citation : « Prenez œufs de fourmis et les faites bouillir en huile de camomille et y mettez pouldre de semence de ciboules, de roquette, d'euphorbe, etc. »

Mais c'est au xvııᵉ siècle, ainsi que nous l'avons indiqué dans notre premier mémoire (*Lyon médical*, 3 août 1903) que l'Acide Formique, bien avant d'être

connu comme entité chimique, semble avoir eu le
plus de vogue. On utilisait pour l'obtenir, les insectes
mêmes qui lui ont donné son nom, les fourmis
rouges et on en formait un élixir, qui était réputé
comme cordial, stomachique et diurétique. On
trouve cet élixir décrit dans les vieilles pharmaco-
pées tantôt sous le nom de Eau de fourmis, tantôt
sous celui de Eau de magnanimité.

On attribue la paternité de ce produit à Frédéric
Hoffmann (1660-1742) le même qui a donné son
nom aux gouttes anodines, à la liqueur anodine et
à bien d'autres préparations. Aussi certains auteurs
mentionnent l'Eau ou l'Elixir ou le Vinaigre
de magnanimité de Hoffmann.

J'ai eu la curiosité de faire quelques recherches
à ce sujet et, malgré le peu de ressources dont je
disposais, je suis arrivé à certains résultats. J'ai
reconnu que Hoffmann à mentionné l'Eau de fourmis qui était usitée bien avant sa naissance et que
certainement ce n'est pas lui qui a donné le qualificatif de magnanimité, car il lui attribue des propriétés bien différentes de celles que comporte
cette dénomination.

En parcourant ses nombreux ouvrages (*Opera
omnia*, Genève 1754) (1), je n'ai trouvé qu'une
courte mention de l'Eau de fourmis et encore, est-
elle faite *d'après Hartmann*. Il dit qu'il ne peut
assez la louer (*satis laudare non possum*) et il en
donne la composition d'après ce savant auteur,
bien qu'il ne soit pas expert en la matière (*etsi
experti non sumus*).

Hartmann Jean, d'Amberg (Haut Palatinat), après
avoir été professeur de rhétorique et de mathéma-

(1) *Supplément*, tome I.

tiques, fut reçu docteur en médecine en 1606. Il devint professeur de chimie et premier médecin du Landgrave de Hesse; il mourut en 1631, trente ans avant la naissance de Hoffmann.

Voici le passage des ouvrages de ce dernier, auquel je faisais allusion tout à l'heure et où l'auteur décrit l'Eau de fourmis *(Aqua formicarum)* d'après la formule de Hartmann.

Formicarum aquam a Joane Hartmanno descriptam, in Pratica Chymiatrica, etsi experti non sumus, quia tamen a viro docto descriptam habemus, satis laudare non possum : eam vero sic describit.

R. Aqua fragorum, centauri minoris (ana 2 livres), Miel blanc (3 livres).

Misce in cucurbita detruncata, eamque sine integumento in acervo formicarum sepeli usque ad summitatem, et formicæ consertim admodum irruent in vasculum dulcedine mellis scilicet allectæ. Post collectam harum sufficientem quantitatem exime vas, omnia invicem probe mixta agitando: per alembicum ex cineribus eliciatur aqua, quæ diligenter servanda.

Dosis ejus est, in principio paroxysmi, cochlear (semis) ad summum.

*Hæc aqua, inquit, interdum vomitum movet et vehementer; ideo videndum, an æger ad vomitum sit aptus. Idem auctor aquam Tabaci proponit, quam probare, nec reprobare possum, cum de ea nullum habeam usum. (Oper.Omnia.Hoffmanni.*Supplément, tome 1, Genève 1754).

Il me semble donc bien établi que ce n'est pas Hoffmann qui a donné le premier la formule de l'Eau de fourmis, que ce n'est pas lui non plus qui a donné à ce produit le nom de Magnanimité, car il ne prononce pas ce qualificatif et il était bien loin de lui attribuer les vertus qui lui valurent plus tard ce nom pompeux.

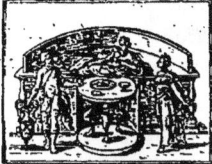

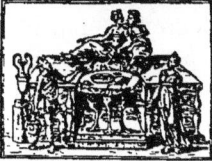

Fernel (1497-1558), Jacques Sylvius (1625), parlent, de l'huile de fourmis, mais sans insister sur ses propriétés spéciales. Nous les connaissons d'après Ambroise Paré et aussi d'après Beaumé.

On dit cette huile propre pour ranimer les esprits, pour exciter la semence. Elle était employée *intus* et *extra*. Beaumé, qui était un sceptique, ajoute que ces vertus sont illusoires. Cette huile n'a que les propriétés de l'huile d'olives. Nous sommes avec lui en 1777, époque où l'extrait de fourmis semble avoir déjà beaucoup baissé dans l'opinion médicale.

Dans la *Pharmacopée royale galénique et chymique*, de Moyse Charas, Lyon 1717, à l'article de la *distillation des fourmis*, l'auteur expose les vertus de cette eau de la façon suivante :

« On recommande beaucoup cette eau spiritueuse pour éveiller et fortifier la chaleur naturelle et donner aux hommes et aux femmes du courage et de la vigueur, etc., et pour cet effet on la renforce de quelques aromats, comme sont la cannelle, le girofle, le maïs, etc.

« On la donne depuis demi-cuillerée jusqu'à une cuillerée entière, seule ou mêlée avec un peu de vin ou avec un tiers ou un quart d'eau de cannelle. »

C'est à l'époque où écrivait Charas (1717) que j'ai trouvé pour la première fois le nom de *Eau de Magnanimité* appliqué à l'*Eau de fourmis*; dans la *Pharmacopée universelle*, de Lemery (3e édition, page 533, Amsterdam 1717).

Voici comment ce dernier auteur décrit la préparation de l'*Aqua magnanimitatis, vel de Formicis.*

Formicarum (2 manipules), spiritus vini (2 livres) Digere vaso clauso donec putrefactione in liquorum abierint, him distillata per balneum mariac et aromatizetur aqua tantillo cinnamomi.

Son nom, ajoute-t-il, lui a été donné à cause de ses grandes vertus : elle est propre pour réveiller les esprits, pour dissoudre et résoudre les humeurs froides, pour exciter la semence, pour résister au venin. La dose en est depuis un dragme jusqu'à deux (4 à 8 grammes).

Au temps de Lemery il semble bien que le nom de Eau de magnanimité était d'un usage courant pour désigner l'Eau de fourmis ; mais nous n'avons pas pu établir quel est l'auteur qui l'a employé pour la première fois.

Quant au sens que les anciens attribuaient à ce qualificatif, cela ne fera aucun doute pour personne, quand on aura lu ce qui suit :

En 1653, bien avant Lemery, à peu près à l'époque contemporaine de Hoffmann, J. Zwelfer, dans sa *Pharmacopaea Augustana reformata et ejus mantissa* (Rotterdam 1653) donne la formule d'un *Electuaire de magnanimité* Je dis en passant que cet électuaire était usité bien longtemps avant, puisque une formule très voisine de celle que je vais donner, se retrouve déjà dans les œuvres d'Ambroise Paré, vers 1560.

La composition de cet électuaire ne laisse aucune illusion sur la nature des propriétés qu'on recherchait en lui, c'était de l'Opothérapie bien avant la lettre et je ne puis décemment en donner la constitution, que dans sa forme primitive, en ce latin qui dans les mots brave l'honnêteté. La voici :

Electuarium magnanimitatis: *Electuarii Diasa-*
tyrionis, unciam unam semis, Diacosi Mesue, drach-
mas tres ;

nucis indicæ conditæ, Radicis
satyronis conditæ, species Dia-
trion pipereon confectionis ana-
cardinæ. 〉 *ana, duas drachmas*

> *Pistachiorum mundatorum ána*
> *Pinearum mundatorum uncium semis*

Sem. *Erucæ*
      Urticæ 〉 *ana, drachma semis*
      Pastinacæ

Priapi Tauri — Cervi, Testiculorum Equi, ana dra-
chma unam semis.

> *Carnis scincorum, drachmas duas*

Cardamonis minoris 〉 *ana drachma semis*
Boracis venetæ

Cantharidi-ablatis alis et capilibus duodecim
Moschi gran quinque
Cum brodis nucis moschatæ Indicæ

                      Fiat electuarium.

Il est assez remarquable de noter en passant,
que cet électuaire de magnanimité, qui, à la vérité,
ne contient pas de fourmis, a cependant dans sa
composition trois sortes de plantes, le pin, l'ortie
et la roquette, riches en Acide Formique.

Voilà donc éclairci pour nous le sens que les
anciens attachaient au mot de magnanimité. Ils ne
considéraient comme magnanimes que les substances ayant des propriétés aphrodisiaques.

Or je m'empresse de dire qu'ils étaient dans
l'erreur s'ils attribuaient de pareilles vertus à l'Acide
Formique lui-même. Je puis affirmer que cet agent
n'amène aucune excitation des centres nerveux, ni
ivresse, ni excitation du sens génésique. Il a un
rôle plus noble à remplir, il augmente l'activité

musculaire et l'aptitude au travail ; mais il ne détermine aucune propension aux plaisirs des sens. D'ailleurs les fourmis sont des travailleuses et elles sont chastes, puisque les ouvrières sont neutres et que ce sont elles qui forment la presque totalité de la population de la fourmilière.

L'Acide Formiqué, je le proclame bien haut, est utile pour l'homme rangé, travailleur et non pour les paillards et les vieux marcheurs. Sur ce point les anciens se sont trompés ; ou du moins, comme les formules qu'ils donnent de leurs électuaires étaient très complexes, nous pouvons affirmer seulement que les fourmis n'étaient pour rien dans leurs propriétés magnanimes, si toutefois ils en avaient.

A l'époque où Beaumé affichait déjà son scepticisme, nous trouvons encore un auteur qui parle de l'Elixir de magnanimité, en termes favorables, c'est Valmont de Bomare, dans son *Dictionnaire raisonné universel d'Histoire naturelle*, à l'article *Fourmi*. « Les fourmis, dit-il, sont regardées comme portant singulièrement aux voies urinaires, et... comme réveillant puissamment l'action des organes, c'est pourquoi elles passent pour un remède excellent dans la faiblesse des vieillards, dans la paralysie, la disposition à l'apoplexie, la faiblesse de la mémoire, l'impuissance. »

Dans la *Pharmacopée de Lyon*, de 1778, Vitet mentionne la fourmi, *Formica ruja*, dont voici les vertus : plusieurs praticiens font grand cas des fourmis, intérieurement et extérieurement dans les maladies de faiblesse par sérosités.

Ce sont là les derniers échos de la réputation de l'Eau de magnanimité. Arrivé à la fin du xviiie siècle on n'en trouve plus que de loin en loin la mention comme d'une vieille préparation tombée en désuétude.

Nous nous sommes étendu peut-être un peu
longuement sur ce passé de l'Acide Formique, parce
qu'il y avait là un point intéressant d'histoire

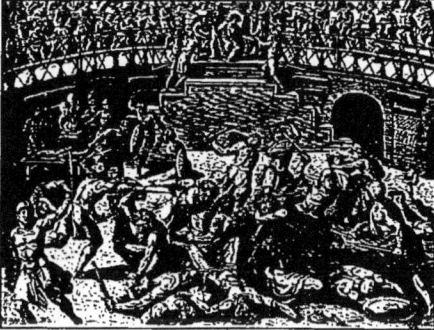

médicale à étudier. La conclusion bien nette qui en
découle, c'est que les anciens attribuaient aux
plantes et aux animaux qui contiennent de l'Acide
Formique des propriétés cordiales, analeptiques,
stomachiques, apéritives, diurétiques, sans compter
celles d'un autre genre. Tout cela implique bien
l'idée de relèvement des forces, et il nous semble
qu'ils ont pressenti l'action toni-musculaire, mais
qu'ils ne l'ont pas vue nettement.

A partir du xixᵉ siècle, l'Acide Formique et ses
composés sont tombés dans l'oubli, sans jamais
disparaître complètement des traités de thérapeutique.

Nous serons beaucoup plus brefs sur les travaux
modernes que nous ne l'avons été sur les
anciens, parce que ces travaux modernes n'offrent
qu'un intérêt très faible.

En Allemagne, le souvenir de l'enseignement de
Hartmann, de Hoffmann est resté plus profond
et l'Acide Formique, sous le nom de *Spiritus*

formicarum, est encore officinal. Mais il est surtout employé à l'extérieur, comme liniment pour combattre le rhumatisme et les paralysies des membres. Dans le peuple d'Allemagne, de Suisse, etc., les fourmis en nature sont employées sous forme de baumes pour combattre les mêmes affections.

Chez nous, l'Acide Formique n'a guère été étudié que théoriquement par les thérapeutes. Rabuteau l'a vanté surtout au point de vue de ses propriétés acides, et il a prétendu qu'il pourrait très bien remplacer l'acide acétique ou le vinaigre, dans les préparations culinaires. Prêchant l'exemple, il dit avoir mangé de la salade à l'Acide Formique. D'après cet auteur, il se transforme dans l'économie en formiate de soude et celui-ci, comme le font la plupart des sels à acide organique, se change lui-même en bicarbonate de soude. Rabuteau est donc un des premiers auteurs qui aient affirmé l'innocuité de ces préparations.

M. le professeur Soulier, dans son *Traité de thérapeutique et de pharmacologie* (1), si richement et si consciencieusement documenté, où l'on trouve des renseignements nombreux et précis sur n'importe quel point de la science, a consacré à l'Acide Formique une longue étude où il signale et analyse tous les travaux modernes sur la question.

Il y mentionne les recherches de Rabuteau, les opinions du docteur Arloing sur les transformations du chloroforme anesthésique dans l'organisme. Il se formerait des formiates alcalins qui, d'après ce savant physiologiste, auraient une action vasodilatatrice, permettant une imprégnation plus intime des

(1) *Traité de thérapeutique et de pharmacologie*, du prof. SOULIER, Paris, Savy (1891-1893), 2 vol.

éléments nerveux par l'anesthésique et qui atténuerait ainsi l'action contraire, vasoconstrictive du chloroforme sur les vaisseaux de l'encéphale.

Le professeur de thérapeutique de Lyon mentionne également les travaux de Kowacs et il en donne une courte analyse. D'après cet auteur l'Acide Formique augmenterait l'excitabilité des centres et des nerfs moteurs, ainsi que des appareils réflexes.

Rabuteau, comme nous l'avons dit, pensait que le formiate de soude se transformait en carbonate. Gréhant et Quinquand contestent cette transformation et ils admettent que les formiates s'éliminent en nature, en partie par les urines et en partie par les sueurs.

Nous partageons la manière de voir de ces derniers auteurs, car chez tous les sujets qui font usage de l'Acide Formique depuis un certain temps ou à une dose suffisante, les urines ont la propriété de réduire les sels d'argent, ce qui prouve qu'elles renferment une certaine quantité de formiate en nature.

Il y a quelques années (cinq ou six ans) le formiate de lithine a été préconisé par le docteur Hubner dans le traitement de la goutte et du rhumatisme. L'idée d'associer l'Acide Formique à la lithine lui a été suggérée par cette considération que l'Acide Formique est à la fois un antiseptique et un remède efficace contre le rhumatisme.

MM. Bocquillon et Lemoine, à qui nous empruntons ce dernier détail, rappellent qu'un médecin étranger avait eu l'idée de traiter le rhumatisme articulaire par les piqûres d'abeilles et annonçait des succès. Or les piqûres d'abeilles équivalent à des inoculations d'Acide Formique.

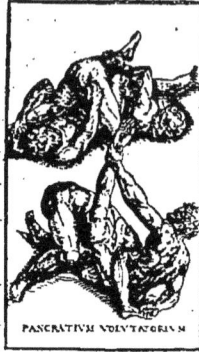

PANCRATIVM VOLVTATORIVM

Tels sont les travaux scientifiques dignes de ce nom qui existaient au moment où nous avons commencé nos recherches. Ce sont les seuls dont nous ayons à tenir compte.

Cependant à côté de ceux-là, il y avait des prospectus, des brochures-réclames aux allures scientifiques qui vantaient surtout de prétendues propriétés curatives de telle ou telle préparation de formiates indéfiniment dilués et déguisés sous des noms commerciaux.

Dans toutes ces annonces, intéressées par dessus tout à faire ressortir les propriétés des formiates, on insiste sur les vertus curatives de ces produits dans des affections désespérées, mais aucune ne parle de l'action toni-musculaire.

On dit bien dans certaines qu'à la suite de leur ingestion on a vu « l'activité physique et cérébrale augmentée » (1), mais c'est là, vous l'avouerez, une phrase banale que tous nous avons lue dans bien des réclames ; elle nous rappelle de près celles écrites en faveur du célèbre quinquina un Tel.

L'auteur, que je ne voudrais pas nommer, pour ménager sa susceptibilité, a si peu reconnu, quoiqu'il prétende, l'action des formiates sur la force musculaire, qu'il écrit plus loin ces lignes : « Donnons, dans les premiers jours, pour un adulte de force moyenne, de CINQ à DIX CENTIGRAMMES de formiate par jour, en quatre fois, toutes les six heures, à jeun. Si le malade, ce qui est rare,

(1) *Maladies microbiennes.* Dr GARRIGUE, 3me édition, Paris 1903. page 198.

*éprouve deux ou trois jours après, une sensation
de lassitude,* suspendons vingt-quatre heures et
donnons ensuite des doses *moindres.* L'énergie
revient rapidement et l'appétit renaît. » (1).

Ainsi d'après cet auteur les doses fortes (cinq à
dix centigrammes ! !) de formiate font naître une
sensation de lassitude. Après cela, il nous persua-
dera difficilement qu'il a vu l'action toni-musculaire.

Dans le même ordre de choses je pourrais signaler
également sa théorie, ajustée à la spécialité qu'il
prône. Elle contient du vrai et des choses hypo-
thétiques. Ce qui est douteux est du crû de l'auteur,
ce qui est vrai appartient au chimiste Baeyer qui,
en 1881, avait décrit tout cela sous le titre de *Synthèse végétale chlorophyllienne.* L'auteur, qui omet
de citer Baeyer, en fait ce qu'il appelle la *Nouvelle
Synthèse biologique.*

Le chimiste allemand avait expliqué la formation
des hydrates de carbone dans les végétaux, sucre,
amidon, cellulose, et partant l'Aldéhyde formique.

La réaction au sein du protoplasme végétal serait
la suivante : La moitié de l'oxygène dégagé par les
plantes viendrait de l'acide carbonique et l'autre
moitié de la molécule d'eau. Il resterait en présence
H^2 CO, qui s'associeraient pour former l'Aldéhyde.

D'après le même chimiste l'Aldéhyde formique
serait le plus simple des sucres ; sa formule brute
répond à un atôme de carbone uni à une molécule
d'eau ; six molécules condensées donnent le sucre
de glucose, etc. Cette théorie de Baeyer a été
reprise par Wurtz, qui a cherché à faire la synthèse
du glucose en la prenant pour base. L'opération

(1) *Maladies microbiennes,* Dr GARRIGUE, 3me édition,
Paris 1903, page 211.

réussit surtout entre les mains de Fischer. Elle est aujourd'hui classique et se retrouve dans la plupart des traités de chimie et même des manuels. C'est le polymérisme des sucres, si bien développé par l'auteur des maladies microbiennes. A le lire, on croirait vraiment que c'est lui qui l'a imaginé.

Je m'étais abstenu d'en parler, parce que je n'avais rien d'avantageux à en dire. L'auteur loin de m'en être reconnaissant, m'a reproché mon silence en termes peu galants. J'espère qu'il sera désormais content de moi.

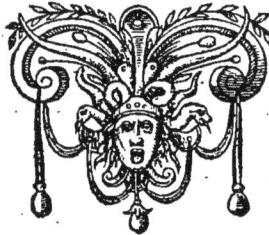

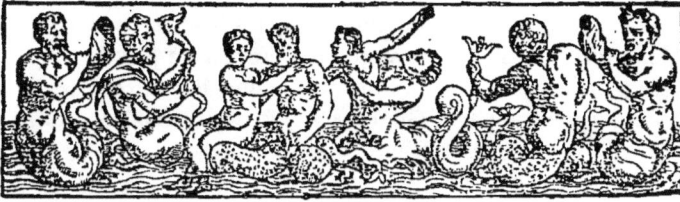

LIVRE II

CHAPITRE V

Etude expérimentale de l'Acide Formique. Son action physiologique

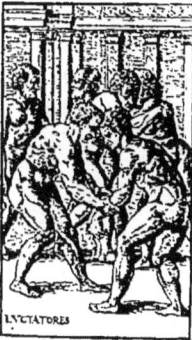

En vertu de quelle association d'idées ai-je été amené à expérimenter l'Acide Formique ? C'est bien en réfléchissant à ce qui se passe dans la nature que l'idée m'en est venue.

J'ai toujours été frappé de la prodigieuse activité des fourmis et peu à peu un concept est né dans mon esprit. Maintes fois je me suis demandé en vertu de quelles propriétés physiologiques, ces petits êtres semblaient échapper aux lois de la fatigue du travail.

Ce n'est pas leur force qui m'étonnait le plus.

4

Plateau nous avait appris que tous les insectes ont
une force considérable et que la fourmi n'est pas, à
ce point de vue, plus remarquable que les autres.
Ce qui me frappait c'est son activité extraordinaire,
c'est son énergie physique et, j'ose presque dire,
son énergie morale. Rien ne la rebute, rien ne la
décourage, elle travaille sans relâche. Les autres
insectes ne semblent pas avoir ni cette activité, ni
cette endurance.

La constatation de ces faits et la notion que les
fourmis sont imprégnées d'Acide Formique ont
éveillé en moi une association d'idées qui m'ont
conduit à les rapprocher. Je me suis demandé si la
présence de cet acide n'était pas la cause physiologique des faits observés chez ces petits êtres.

J'ai donc été naturellement conduit à l'expérimenter sur moi-même. Je n'ai pas eu de peine à
reconnaître que ce liquide jouissait d'une action
physiologique bien déterminée, qui ne peut pas
échapper à tout observateur qui en a fait usage,
tant elle est nette.

Aussi suis-je vraiment étonné que des gens se
flattent aujourd'hui d'avoir expérimenté l'Acide
Formique avant moi, sur eux-mêmes, et qu'ils
n'aient pas eu l'esprit d'observation assez aiguisé
pour ne pas reconnaître cette action physiologique
si marquée, si caractéristique.

Il est vrai, si *parva magnis componere licet*, que
beaucoup de personnes également ont pu se flatter
d'avoir vu des pommes tomber d'un arbre avant
Newton.

Après l'avoir expérimenté sur moi-même pendant quelques jours, je l'ai fait prendre à des personnes de mon entourage et, dans tous les cas, j'ai
vu se produire la même action avec la même
netteté.

Voilà plus de deux ans que nous poursuivons
assidûment l'étude de la question et nos recherches
ultérieures n'ont fait que confirmer nos premiers
résultats qui se résument dans la proposition suivante :

« *L'Acide Formique* augmente la force musculaire;
il accroît dans des proportions inattendues *l'activité des muscles* et leur *résistance à la fatigue.* »

Nous apportons à l'appui de cette proposition
trois ordres de preuves :

1° Les phénomènes subjectifs éprouvés par
l'individu qui se soumet à l'usage de l'Acide
Formique ;

2° Les résultats concordants obtenus sur un grand
nombre de sujets, en mesurant leur force au
dynamomètre, avant et après l'emploi de l'Acide
Formique ;

3° Les tracés du travail et de la fatigue musculaires recueillis à l'Ergographe et enregistrés sur le
cylindre de Marey, et fournis par les mêmes sujets
avant et après l'emploi de cet agent.

Nous allons passer en revue ces trois ordres de
preuves, en spécifiant bien que tout ce que nous
allons dire s'applique à l'homme *sain* ayant un *système musculaire normal*. C'est une action physiologique et non une action médicamenteuse que nous
étudions.

I. — Les sensations subjectives, éprouvées par
les sujets normaux, soumis à l'usage de l'Acide
Formique, sont celles que nous avons notées dans
notre premier travail en les observant sur nous-
même.

Très rapidement, en moins de vingt-quatre heures, les premiers effets se font sentir. C'est tout d'abord une sorte d'excitation de tous les muscles du corps, qui vous porte à vous mouvoir. On éprouve une *fermeté* plus grande des masses musculaires, on se meut sans peine. C'est au point qu'on peut exécuter un travail pénible, comme la course, la marche en montagne, l'ascension des étages, l'escrime, etc..., tout cela sans éprouver le sentiment de la fatigue.

Cette action est durable, elle ne s'épuise pas par l'administration continue de l'Acide. Voilà plus de deux ans que nous en faisons personnellement un usage *ininterrompu* et nous pouvons témoigner que son action ne s'est ni épuisée, ni même affaiblie.

Par son emploi on voit disparaître ce sentiment de lassitude insurmontable, qu'accusent beaucoup de personnes le matin à leur réveil, et qui leur fait dire que : « elles sont plus lasses quand elles se lèvent que quand elles se couchent. »

Disparaît de même la sensation d'accablement que nous éprouvons tous dans les journées orageuses.

II.—L'Acide Formique accroît la force musculaire ainsi que le démontrent les chiffres que nous avons obtenus chez tous les sujets sans exception, en mesurant leur force, avant et après, avec le dynamomètre de Colin.

Nous avons fait de notre mieux pour éviter les causes d'erreur, nous avons expérimenté sur des jeunes gens, la plupart étudiants en médecine, habitués au maniement du dynamomètre et à l'observation des faits expérimentaux.

Pendant trois jours, avant d'administrer l'Acide

Formique, nous avons soumis chacun d'eux à plusieurs épreuves au dynamomètre et nous avons noté les chiffres obtenus en ne retenant que les plus élevés, qui représentent bien le maximum de leur effort.

Puis, ils ont ingéré en notre présence la dose d'Acide pendant deux jours consécutifs, parfois trois jours, et nous avons alors noté leur force au dynamomètre. Voici, comme exemple, une dizaine de résultats obtenus et pris au hasard.

L'Acide Formique		L'Acide Formique		L'Acide Formique	
Avant	Après	Avant	Après	Avant	Après
51	56	34	39	36	42
40	46	44	50	45	51
44	49	36	42	43	47
48	57	45	51	42	47

Total . . Kg.   427   483

Voilà dix sujets qui avant l'emploi de l'Acide Formique réalisaient ensemble un total de 427 kilog. et qui, après deux ou trois jours de son usage, parvinrent à fournir un total de 483 kilog. ce qui représente pour chacun d'eux un gain moyen de 6 kilog.

On peut nous objecter que les indications du dynamomètre manquent de précision. On ne peut cependant leur dénier toute valeur, car tous les résultats ont varié dans le même sens et ont concordé avec les sensations d'énergie plus grande accusées par les sujets.

III. — *Expériences à l'Ergographe de Mosso.* — On connaît le dispositif de l'expérience, qui a pour but d'étudier et d'enregistrer le travail et la fatigue des muscles fléchisseurs d'un doigt de la main, le médius, qui élève plusieurs fois de suite un poids donné, jusqu'à épuisement de la force.

L'avant-bras du sujet est solidement fixé à l'appareil, la main et les autres doigts sont immobilisés, le médius est seul libre, il est engagé dans un anneau de cuir relié à une corde à boyau, réfléchie sur une poulie et supportant le poids que le médius doit faire mouvoir. La corde commande le mouvement d'un style qui se déplace parallèlement à lui-même le long d'une glissière et qui enregistre sur un cylindre de Marey les mouvements de va-et-vient du poids soulevé (fig. 1.).

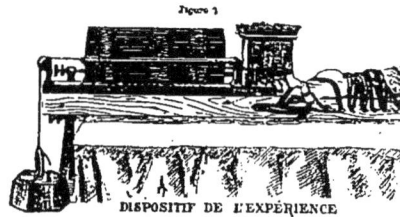

DISPOSITIF DE L'EXPÉRIENCE

Afin d'éviter des redites voici tout d'abord les conditions générales des expériences. Toutes, aussi bien celles pratiquées avant l'administration de l'Acide Formique, que celles qui ont été faites après, ont eu lieu à la même heure, vers onze heures du matin, trois heures environ après le premier déjeuner.

Le travail du médius consistait à soulever successivement à des intervalles d'une seconde un poids de 5 kilog., on prolongeait les tractions successives jusqu'à l'épuisement de la force; puis après un repos d'une minute, on recommençait la série des tractions. Il y avait donc *des périodes de travail* de durée variable, suivant l'état des muscles, séparées les unes des autres par des *périodes de repos* de durée constante d'une minute.

Il y a à considérer dans chaque expérience :

1° Le nombre des élévations du poids dans les périodes de travail ;

2° La hauteur de ces élévations ; ce qui permet d'obtenir la mesure du travail effectué.

En multipliant par $P = 5$ kilog. la somme des hauteurs des élévations, on obtient en kilogrammètres l'énergie musculaire dépensée.

Cela dit, voici les résultats que nous avons obtenus en prenant pour type les tracés fournis par un jeune étudiant de 22 ans, de force moyenne. Tous les autres tracés que nous possédons sont conformes à ce type.

A. — *Avant l'Acide Formique*, nous avons recueilli sur ce jeune sujet plusieurs tracés pris à des jours différents. Nous avons reproduit (fig. 2) celui où il a dépensé à l'ergographe le maximum d'énergie.

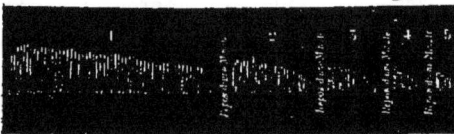

Figure 2

C'est son tracé primordial, celui qui représente la force habituelle, normale de l'individu. Ce graphique comprend cinq périodes de travail, séparées par des repos d'une minute. Au bout de la cinquième période, la force du sujet était visiblement épuisée, il ne pouvait en fournir une de plus. Il représente bien le maximum d'effort dont il était capable.

Ces cinq périodes de travail sont composées d'un

nombre variable d'élévations de poids, fort inégales et de plus en plus petites. Voici les chiffres :

Nombre des élévations par période de travail	1ʳᵉ période de travail, 56 élévations.
	2ᵉ — — 28 —
	3ᵉ — — 22 —
	4ᵉ — — 14 —
	5ᵉ — — 12 —

Total . . . . 132 élévations.

Pour nous rendre compte du travail produit, il suffit de mesurer la hauteur de chacune des éléva-tions en millimètres et d'en multiplier le total par 5 kilog.

Travail en kilogrammètres des périodes de travail	1ʳᵉ 11.820 kilogrammètres.
	2ᵉ 3.955 —
	3ᵉ 2.445 —
	4ᵉ 1.325 —
	5ᵉ 1.100 —

Total . . . . 20.645 kilogrammètres.

Résumons les données de cette expérience pri-mordiale représentant la force normale du sujet avant l'acide formique. Il a fourni au maximum cinq périodes de travail, constituées par 132 éléva-tions et réalisant un travail de 21 kilogrammètres.

Voyons comment il va se comporter après avoir pris l'Acide Formique pendant trois jours consécu-tifs.

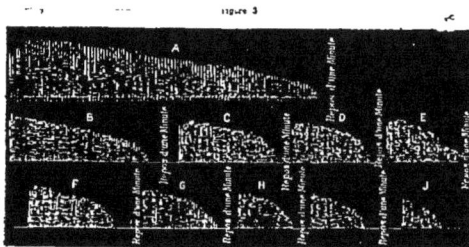

figure 3

B. — *Après l'Acide Formique.* — Les résultats sont des plus curieux et des plus probants. Ils sont enregistrés dans le graphique de la figure 3. On voit tout de suite combien il diffère du tracé primordial.

Il comporte, en effet, dix périodes de travail au lieu de cinq et on remarque au premier coup d'œil que les élévations de chaque période sont à la fois plus nombreuses et plus amples.

Voici les chiffres enregistrés :

Nombre des élévations par période de travail

1re période de travail 103 élévations.

2e	—	—	65	—
3e	—	—	51	—
4e	—	—	49	—
5e	—	—	48	—
6e	—	—	40	—
7e	—	—	36	—
8e	—	—	30	—
9e	—	—	30	—
10e	—	—	27	—

Total.... 479 élévations.

En mesurant comme précédemment le travail effectué, nous arrivons aux chiffres suivants :

Travail produit dans les périodes actives en kilogrammètres.

1re période de travail 27.500 kilogrammètres.

2e	—	—	15.260	—
3e	—	—	11.720	—
4e	—	—	10.610	—
5e	—	—	10.525	—
6e	—	—	8.560	—
7e	—	—	6.965	—
8e	—	—	5.495	—
9e	—	—	5.325	—
10e	—	—	4.105	—

Total . . 106.065 kilogrammètres.

On est vraiment surpris par l'énorme accroissement de force et de résistance que représentent ces
chiffres. Après l'emploi de l'Acide Formique, le sujet
a fourni dix périodes de travail au lieu de cinq et 479
élévations au lieu de 132, représentant un travail
total de 106 kilogrammètrés au lieu de 21, c'est-à-
dire un travail *cinq fois plus grand* que celui qui
avait été dépensé avant l'Acide Formique. Le dia-
gramme de la figure 5 représente l'ensemble de ces
résultats.

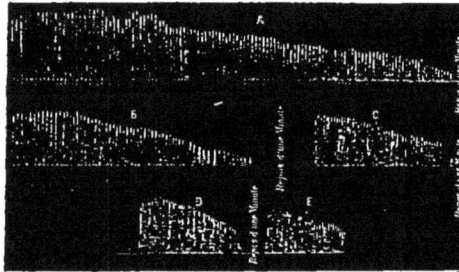

Fig. 5.

Aucune substance connue jusqu'à présent n'a
donné un pareil accroissement d'énergie et cela
comme nous le verrons à des doses bien minimes.
Il y a là un fait physiologique d'une très haute
importance.

Tous les tracés que nous avons recueillis dans les
mêmes conditions sur d'autres sujets sont absolument conformes aux précédents et nous pouvons
affirmer que l'Acide Formique accroît la force musculaire et surtout la résistance à la fatigue dans des
proportions surprenantes. La figure 4 représente un
tracé incomplet pris sur le même sujet. Les données de cet ergogramme promettaient d'être encore
plus remarquables que celles de la figure 3. En effet,
en comparant les périodes de travail, on voit qu'elles

sont plus longues, plus amples dans l'ergogramme
n° 4 que dans le n° 3. Malheureusement la corde
qui soutenait le poids s'est rompue avant la fin de
l'expérience.

Je signalerai une autre particularité de même
ordre : c'est que sous l'influence de l'Acide Formique,

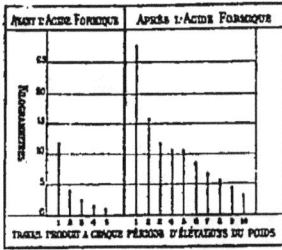

Figure 6

les muscles fatigués récupèrent très vite leur énergie,
Nous avons pu le constater en faisant varier la
période de repos, en la portant à 2, 3 et 5 minutes,
à partir du moment où la fatigue musculaire se
montre. Il suffit de prolonger d'une demi-minute le
repos pour que le sujet fasse à la cinquième période
de travail une dépense d'énergie égale à la quatrième
et, avec cinq minutes il effectue un travail égal à
celui de la deuxième période.

Cela correspond, du reste, aux sensations subjectives qu'on éprouve en faisant usage de l'Acide
Formique. Si, par suite d'un travail exagéré, on
commence à éprouver un peu de lassitude, il suffit
d'un repos très court, de quelques minutes, pour
retrouver son énergie première.

CHAPITRE VI

Actions thérapeutiques

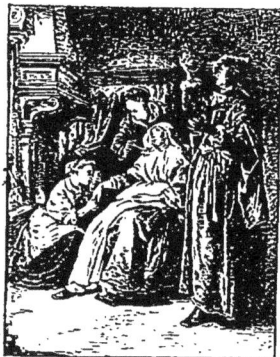

Noüs sommes donc autorisé à affirmer que l'*Acide Formique augmente la force musculaire* et qu'il *retarde le phénomène de la fatigue dans des proportions jusqu'à ce jour insoupçonnées*.

L'Acide Formique agit de la même manière sur l'ensemble *du système musculaire, aussi bien sur les fibres lisses que sur les fibres striées.*

Je donnerai plus loin la preuve de son action sur les *fibres lisses*, en parlant de celle qu'il exerce si manifestement sur les *muscles vésicaux*.

Il résulte des faits que j'ai observés et que je mentionnerai dans un instant, qu'il agit sur le cœur, sur les vaisseaux, sur les tuniques gastro-intestinales, sur le diaphragme, en somme sur tous les muscles de l'économie.

Cette influence de l'Acide Formique sur l'ensemble du système musculaire lisse ou strié, est un fait de la plus haute importance.

En effet, presque tous nos organes contiennent des fibres de cette nature, soit dans la texture de leur parenchyme, soit dans leurs tuniques, soit dans leurs vaisseaux, il est certain que le bon fonctionnement de ces organes est, en partie, lié à l'activité de ces fibres musculaires. En conséquence, l'acide formique, qui accroît cette activité ou qui l'entretient, doit agir favorablement sur l'ensemble de nos fonctions.

Cela correspond à ce que nous avons observé sur un grand nombre de nos sujets ; le cœur et les vaisseaux fonctionnent mieux, la *circulation* est améliorée, la *respiration* se fait mieux et l'anhélation que produit l'effort est nettement atténuée.

Je citerai l'exemple d'un homme de soixante-deux ans, qui était facilement oppressé dans la marche et l'ascension, qui présentait même des intermittences cardiaques avant l'emploi de l'Acide Formique. Tous ces accidents disparurent après un usage de quelques jours de cet agent. Bien plus, il fait aisément un parcours de deux cent cinquante mètres au pas gymnastique et, arrivé au terme de sa course, il ne respire que vingt-cinq fois par minute au lieu de dix-huit ou vingt fois, comme il le fait dans la marche ordinaire, c'est-à-dire qu'il accomplit cet effort considérable pour un homme de son âge, sans en éprouver d'anhélation sensible.

Il agit d'une manière très remarquable sur l'acte respiratoire, la respiration est plus ample, elle se fait sans peine et un sujet, au repos, arrive à ne respirer que six à sept fois par minute.

De même dans les maladies de l'appareil respiratoire, surtout chez les sujets âgés, il agit comme un puissant expectorant. C'est toujours son action toni-musculaire qui explique ces divers résultats.

Action sur le muscle vésical. — Son action sur le muscle vésical est des plus remarquables. Il facilite la miction, chez les sujets âgés et *augmente la puissance de l'émission.*

J'ai vu des hommes de soixante à soixante-dix ans me signaler d'eux-mêmes les bons résultats qu'ils avaient obtenus de l'usage de l'Acide Formique sous ce rapport. Eux qui, avant son emploi, émettaient péniblement un jet de quelques centimètres d'amplitude, lancent avec force une colonne liquide de 1 mètre 50 à 2 mètres.

L'acide formique exercerait-il une influence résolutive sur l'hypertrophie de la prostate? Je l'ignore. C'est à étudier. Ce qui est certain, c'est l'amélioration de la fonction vésicale.

Si l'acide formique agit puissamment sur la vessie, il doit agir de même sur les muscles du tractus gastro-intestinal. La preuve en est plus difficile à faire. Nous n'avons à cet égard que de simples présomptions, résultant de ce que certains sujets nous ont dit avoir vu disparaître ou s'atténuer leur constipation habituelle. Nous ferons remarquer que le formiate peut agir dans ces cas sur la contractilité intestinale, puis comme substance saline et enfin en augmentant la tonicité des muscles abdominaux.

Parmi ses actions musculaires, nous devons aussi signaler celle qu'il paraît exercer sur les *muscles du larynx.*

Il augmente la tonicité et la contractilité de ces muscles; d'autre part, comme il s'agit sur tous les muscles respiratoires, en augmentant l'amplitude de la respiration, on comprend que les chanteurs puissent tirer un bénéfice de son emploi.

Action sur la diurèse. — L'Acide Formique, et surtout ses combinaisons alcalines, exercent une action favorable sur la diurèse. C'est surtout le formiate de potasse qui possède cette propriété diurétique au plus haut degré. Il agit, non seulement en tant que sel de potasse, mais aussi comme composé formique sur les muscles vasculaires du rein dont il active la circulation.

Cette action a été bien mise en évidence par M. Huchard; nous lui empruntons les détails suivants :

A la suite de l'ingestion de 3 grammes de formiate en vingt-quatre heures, l'élimination dure de quatre à six jours. Avec des doses plus élevées (4 à 5 grammes de formiate par jour) l'élimination urinaire du médicament persiste jusqu'au huitième jour.

On retrouve les formiates en nature dans les urines et on peut recueillir jusqu'à 62 % de la dose ingérée.

L'action diurétique se produit rapidement dès le premier jour et disparaît un jour ou deux après la suppression du médicament.

Chez une cardiaque atteinte de rétrécissement mitral, M. Huchard a vu le volume des urines en vingt-quatre heures passer de 750 centimètres cubes à 3.000 centimètres cubes, après l'absorption d'un gramme de formiate de lithine, et jusqu'à 4.000 centimètres cubes avec 1 gr. 50 du médicament.

L'action diurétique est un fait définitivement acquis, que M. Huchard a établi sur de nombreuses observations.

Il résulte aussi de ses recherches qu'on note une élimination plus grande des produits de désassimilation. Cette augmentation est particulièrement nette pour l'urée qui, plus que les autres corps, croît sous l'influence des formiates. L'acide urique ne subit en général aucune augmentation dans le taux de son élimination. Le rapport azoturique a toujours augmenté, ce qui prouve une meilleure utilisation des matériaux azotés, une nutrition plus active sous l'influence du formiate.

Action non toxique de l'Acide Formique. — M. Gréhant, professeur au Muséum d'histoire naturelle, à l'instigation de M. Huchard, a fait des expériences chez des chiens et des lapins pour établir quel était le degré de toxicité des composés de cet acide.

Ces expériences n'ont fait que confirmer ce que nous avons dit et ce que d'autres avaient également dit avant nous, au sujet de l'innocuité des formiates.

Sans entrer dans les détails de ces expériences, nous pouvons en tirer cette conclusion qu'il faut faire ingérer à un animal environ 6 grammes de formiate par kilogramme de son poids, pour amener des accidents toxiques.

En conséquence, pour tuer un homme de 70 kilos, il faudrait lui administrer d'un coup 420 grammes de formiate de soude. Le sel de cuisine est plus toxique que cela.

Action dans l'artério-sclérose. — J'ai observé trois malades atteints d'artério-sclérose avec albuminurie, à une période encore peu avancée, il est vrai, qui ont été manifestement très améliorés par l'Acide Formique. Après quelques semaines de son usage, ils ont vu disparaître l'albumine, la dépression générale des forces et l'essoufflement qu'ils éprouvaient habituellement.

Il me paraît être une bon médicament dans la période de début de l'artério-sclérose. Son action sur le cœur et sur les vaisseaux favorise la circulation périphérique et fait diminuer la tension.

Ces faits tendent à démontrer, en outre, que les formiates n'oht pas d'action irritante sur le rein.

Action sur la tension artérielle. — Cette action m'a paru variable suivant les cas.

Si la tension est faible par suite d'un fléchissement du cœur, l'Acide Formique, par son action sur le muscle cardiaque, relève la pression artérielle et agit comme hypertenseur.

Si, au contraire, il y a une hypertension liée à un trouble de la circulation périphérique, l'Acide Formique, par son action sur les fibres musculaires des artères, favorise la circulation et devient par le fait hypotenseur.

Action de l'Acide Formique sur les maladies à tremblements

Parmi les actions que l'Acide Formique exerce sur le système moteur, il en est une très remarquable, c'est celle qu'il détermine en exagérant le *tonus musculaire*. Elle fait partie, bien entendu, de ses propriétés toni-musculaires générales.

Dès ma première communication de 1903, j'ai noté que les sujets, soumis à cet agent thérapeutique, éprouvaient une sensation très nette de *fermeté* des masses musculaires, plus spécialement dans les mollets.

En présence de ces faits, il était intéressant de rechercher si l'Acide Formique n'aurait pas une action favorable sur certains cas de *tremblements*.

Sans vouloir approfondir ici la pathogénie de ces accidents de la motilité, on peut, à mon avis, classer en deux groupes les cas où ils se montrent.

Dans un premier groupe, se rangent ceux où le tonus est diminué. Le trouble de la motilité dépend d'un affaiblissement de ce que Barthez appelait la force de situation fixe. Il y a hypotonie résultant d'une altération du centre cortical du tonus.

5

A ce groupe me paraissent appartenir les tremblements toxiques, le saturnin, le mercuriel et l'alcoolique. Les centres nerveux, et en particulier les centres corticaux, sont plus ou moins altérés par le poison et il en résulte une diminution du tonus musculaire.

A ce même groupe se rattachent les tremblements consécutifs aux maladies infectieuses aiguës, comme ceux que nous avons signalés il y a une trentaine d'années (1). Là aussi la substance corticale est altérée, car les types les plus accentués s'accompagnent habituellement de délire, d'état plus ou moins typhique.

Le tremblement sénile me paraît être l'expression la plus élevée de ce genre. Les lésions scléreuses, lacunaires de la substance cérébrale sont en effet fréquentes dans ce cas, et le tremblement consécutif est une manifestation de l'altération des centres corticaux du tonus.

Dans tous ces cas il y a hypotonie, et l'Acide Formique paraît devoir exercer sur eux une action favorable.

Dans le deuxième groupe, au contraire, le tonus est plutôt exagéré. C'est ce que l'on observe, par exemple, lorsque la lésion du faisceau pyramidal porte sur la portion médullaire de ce faisceau. Il y a hypertonie, et même contracture des muscles; c'est ce que l'on voit dans la sclérose en plaques et dans les lésions pyramidales descendantes comme dans l'hemichorée post-hémiplégique.

Quant à la maladie de Parkinson, nous ne sommes pas fixé. Dans la seconde phase de la maladie,

(1) CLÉMENT. Tremblements consécutifs aux maladies aiguës, *Lyon Médical*, 1875.

alors qu'il y a des contractures et un état soudé, il est infiniment probable que le tonus est exagéré.

Mais il est très possible que dans la première phase, où d'ordinaire le tremblement est plus marqué que dans la période de contracture, il y ait tout d'abord une hypotonie qui précède l'hypertonie.

Nous n'avons encore à ce sujet aucune expérience personnelle, mais il est à prévoir que l'acide formique peut agir favorablement dans la première période de la *paralysis agitans* et être inefficace dans la seconde, comme il doit l'être dans la sclérose en plaques.

Ce sont là des faits à étudier. L'observation seule est à même de nous éclairer sur ces différents points, et il est très possible qu'elle ne s'accorde pas avec nos idées théoriques.

Quoi qu'il en soit, j'ai pensé que l'Acide Formique devait agir favorablement dans le cas de tremblements à hypotonus et échouer, au contraire, dans les cas de tremblements hypertoniques.

Si nous passons de la théorie à la pratique, je puis dire que :

Dans *certains cas de tremblements*, l'*Acide Formique agit favorablement* avec une *rapidité* et une *énergie tout à fait remarquables*. Aucun agent thérapeutique ne peut lui être comparé sous ce rapport, et même l'hyoscyamine, le plus employé de tous, ne produit que des résultats insignifiants comparés à ceux de l'Acide Formique.

Voici deux exemples bien nets de cette action thérapeutique, concernant deux cas de tremblements indéterminés :

Il s'agit d'une femme de 65 ans, qui tremble depuis quinze ans, et d'un homme de 75 ans, dont le tremblement a débuté il y a dix ans.

Dans ces deux cas le tremblement cesse ou est

très atténué au repos. Il existe surtout dans les extrémités supérieures, les avant-bras et les mains. Il n'a pas tous les caractères de celui de la *paralysis agitans,* et d'autre part il devient énorme dans l'exécution des mouvements volontaires. C'est ainsi que dans l'action de porter un verre à la bouche, l'un et l'autre malade sont obligés d'employer les deux mains et encore ils y arrivent à peine.

Ce n'est pas non plus le tremblement de la sclérose en plaques, il n'en a pas les grandes oscillations rythmées, et d'autre part les reflexes patellaires sont abolis chez le vieillard, et légèrement exagérés du côté gauche seulement chez la femme.

Ce n'est pas non plus un tremblement sénile, car il n'y a pas de mouvement ni dans le menton, ni dans les lèvres, ni dans les muscles de la tête.

En somme, tremblement indéterminé, assez intense pour nécessiter l'emploi des deux mains pour porter un verre à la bouche et pour que les malades mangent péniblement sans aide.

Dans ces deux cas l'Acide Formique, administré à la dose de 4 grammes de la solution normale, a donné des résultats surprenants. En deux jours, le tremblement a diminué au point que les sujets arrivaient à boire aisément d'une seule main. Les jours suivants, l'amélioration a continué, s'est accentuée même ; mais évidemment ses progrès n'ont plus été aussi marqués qu'au début de l'expérience, sinon le tremblement aurait complètement cessé.

Il serait illusoire sans doute de compter en pareil cas sur une guérison complète, puisqu'il s'agit de troubles chroniques ayant dix et quinze ans d'existence. Mais les résultats sont si précis, si nets et si rapides, qu'on peut espérer que d'autres cas de tremblements seront justiciables de l'Acide Formique, ou tout au

moins que ce médicament apportera un soulage-
ment aux malades qui sont atteints de ce symptôme
si pénible.

Il me semble aussi que l'Acide Formique trouvera
son indication dans certaines formes de chorée, en
particulier dans la chorée de Sydenham. J'appelle
sur ce point l'attention de mes confrères, je n'ai pas
eu l'occasion d'en faire l'essai.

Action antipyrétique et antithermique. — A propos
de cette action de l'Acide Formique, je crois intéressant de faire un rapprochement, qui paraîtra
inattendu, et qui est cependant légitime, entre
l'Acide Formique et l'antipyrine.

Il y a une vingtaine d'années que j'ai dit pour la
première fois que l'antipyrine avait une action
toni-musculaire, qu'elle faisait disparaître le sentiment de fatigue consécutif à une longue marche,
et qu'elle diminuait le tremblement musculaire
d'une façon notable. Je donnai des exemples de
cette action multiple, en montrant que la force au
dynamomètre était augmentée, même chez des
sujets non fébricitants. Je dis même chez des sujets
non fébricitants, parce que l'antipyrine agissant
manifestement sur l'état fébrile, il n'y a rien
d'étonnant de voir la force musculaire s'élever quand
la fièvre diminue. Il n'en est plus de même chez les
apyrétiques; si l'on constate une augmentation de la
force, c'est bien que le médicament agit sur le
système musculaire en le tonifiant.

J'ai cité également des faits de tremblements, des
cas de *paralysis agitans*, améliorés par l'antipyrine.
Tout le monde connaît son action favorable dans la
chorée.

Il y a en outre un autre point à faire ressortir.
L'antipyrine, chacun le sait, fait disparaître assez
rapidement ou atténue le sentiment de courbature,

de fatigue résultant de la fièvre ; de même elle fait disparaitre la courbature et la fatigue résultant du fonctionnement exagéré des muscles.

Cette action toni-musculaire que je soutiens depuis vingt ans n'a pas prévalu contre la science officielle qui fait de l'antipyrine un médicament déprimant. J'étais évidemment impuissant à lutter contre cette erreur, et j'attends encore les résultats de l'épreuve du temps à cet égard.

J'en reviens au rapprochement que je veux établir entre l'antipyrine et l'Acide Formique.

Tous deux augmentent la force musculaire, tous deux atténuent la fatigue résultant de la fièvre ou du travail musculaire, tous deux agissent en diminuant le tremblement musculaire.

Ils ont un quatrième point de contact, c'est leur *action antipyrétique* et *antithermique*.

Elle est définitivement établie pour l'antipyrine, et je crois pouvoir dire qu'elle existe aussi pour l'Acide Formique. Sur ce dernier point, je ne puis que mentionner le fait et le donner avec certaines réserves, parce que mon observation n'est pas assez longue. Mais j'ai vu l'Acide Formique, à doses élevées de 4 grammes d'acide, se comporter ou paraitre se comporter comme un véritable antithermique. On dirait que les substances qui agissent sur les toxines fébriles agissent également sur les produits de la fatigue musculaire, comme si les toxines résultant des infections avaient un certain degré de parenté avec les toxines résultant du fonctionnement des cellules musculaires.

Ce sont là des questions que je ne fais que soulever et que je livre aux méditations de mes confrères.

Actions diverses. — Je ne veux pas m'aventurer

plus loin dans le domaine de son action thérapeutique. Je me contenterai de dire que l'Acide Formique peut donner d'excellents résultats toutes les
fois qu'il y a lieu de relever les forces des malades.
Il trouve donc de très nombreuses applications en
médecine. En particulier il m'a paru donner de bons
résultats dans le diabète sucré, et dans certaines
formes de neurasthénie. Mais tout cela est encore
à étudier.

Je compte aussi qu'il aura une action salutaire
dans la maladie d'Addisson, non pas une action
curative, mais assez marquée sur la force musculaire pour rendre un peu d'espoir à ces abandonnés
de la médecine.

D'autre part, je prévois que le médicament relevant l'énergie morale comme il relève l'énergie physique, rendra de très grands services aux aliénistes,
en leur permettant de combattre avec une efficaci-
té, que ne possède aucune autre médication, la plupart des formes de délire avec dépression mentale,
la lypémanie, la stupeur cérébrale, la mélan-
cholie, etc.

Je voudrais bien qu'on n'allât pas au delà de ma
pensée. Je n'ai jamais considéré l'Acide Formique
comme un médicament qui devait remplacer et
faire abandonner tous les autres médicaments toniques. Ils ont tous une action propre, spéciale qui
doit en faire continuer l'usage, concurremment
avec celui de l'Acide Formique.

D'autre part je n'ai jamais présenté cet agent
comme une panacée. Bien plus, j'affirme qu'il ne
m'a pas encore été donné de voir qu'il guérisse le
cancer et la tuberculose comme certains auteurs
l'affirment. Je ne mets pas en doute leurs succès;

mais, pour mon compte personnel, j'ai été moins favorisé qu'eux.

L'Acide Formique a une propriété fondamentale, je le répète, c'est le relèvement rapide et extra-ordinaire des forces, chez le plus grand nombre des sujets c'est l'augmentation si remarquable de l'énergie qu'il amène en quelques heures.

Son action tonifiante s'exerce sur tous les muscles de l'économie. Aucun autre médicament ne la possède à un pareil degré. Aucun autre agent thérapeutique n'a sur les muscles volontaires ou sur ceux de la vie végétative une influence aussi intense et aussi rapide.

Il n'en est aucun, par exemple, qui, comme l'Acide Formique ranime en quelques jours la contractilité éteinte de la vessie; il n'en est pas qui, en quelques heures, arrête comme lui certains tremblements musculaires.

Cette action tonique si particulière, si puissante, trouve évidemment de nombreuses indications médicales, au moins comme moyen adjuvant; mais je tiens à le redire hautement, l'emploi de l'Acide Formique n'exclut pas les autres méthodes de trai-tement, ni les autres médicaments qui ont fait leurs preuves comme toniques ou comme favorisant la nutrition. On peut en faire usage, tout en conti-nuant l'emploi du fer, des préparations arsenicales, des phosphates, des glycéro-phosphates, des injec-tions de cacodylates, etc. L'emploi combiné de ces différents moyens avec celui de l'Acide Formique ne peut donner que d'excellents résultats. Ils ont tous leur action propre. L'Acide Formique ne peut pas plus remplacer les phosphates, que ceux-ci ne peuvent suppléer à son action. Ils se viennent en aide mutuellement et le médecin ne peut que se féliciter d'avoir plusieurs cordes à son arc pour lutter contre la maladie.

J'ajouterai encore une remarque. Bien que je considère l'usage de ce médicament comme inoffensif, je n'ai jamais conseillé, en dehors de certaines indications médicales spéciales, d'en faire un usage continu.

Afin de me rendre compte sur moi-même des effets de son emploi prolongé, voilà deux ans et demi que je prends ma dose quotidienne d'Acide Formique. Je puis dire que je n'ai ressenti de ce fait aucun inconvénient et au contraire j'ai constaté qu'il n'y a pas d'accoutumance et que mon état général s'est amélioré. Mais dans cet essai, je n'exposais que ma santé personnelle et je n'ai jamais conseillé à personne de suivre mon exemple.

Je crois qu'on peut prendre de l'Acide Formique d'une manière permanente, mais qu'il est bon d'en suspendre l'usage de temps en temps. On peut, par exemple, en prendre pendant un mois et le cesser pendant une semaine.

Interprétation de l'action physiologique

J'ai eu soin de dire à plusieurs reprises que son action physiologique est d'autant plus marquée que le sujet est normal. Je m'explique. Chez l'individu malade, il peut y avoir tels troubles de la nutrition qui rendent incomplète l'action de l'Acide Formique sur le système musculaire et tels troubles généraux qui la masquent en partie. Ce que je dis si formellement au sujet de cette action physiologique, s'entend de celle qu'il exerce sur un sujet *sain, normal.*

Il y a quelque chose de troublant dans la

puissance singulière de cet agent musculaire. Ce
n'est certainement pas les six ou sept calories contenues virtuellement dans les 2 ou 3 grammes de
cet acide hydrocarboné qui sont capables de produire un accroissement de force qui va jusqu'à
quintupler l'énergie première.

Agirait-il en anesthésiant les muscles qui, dès
lors, ne ressentiraient plus, ou ressentiraient moins
le sentiment de la fatigue ? Non, car j'ai observé
que l'Acide Formique était sans action calmante sur
les muscles endoloris par un rhumatisme ou par un
traumatisme.

Il se peut qu'il favorise les échanges musculaires;
que le protoplasma, sous son influence, utilise
mieux les glucoses et se débarrasse plus rapidement des substances ponogènes ; il se peut surtout
que celles-ci soient *transformées* par l'Acide Formique. Son action est à rapprocher de celles qu'exer-
ceraient les capsules surrénales, d'après Abelous
et Langlois.

La solution de ce problème ne m'appartient pas,
je la laisse à de plus autorisés. Du reste nous revien-
drons plus loin sur cette discussion.

Ce qu'il y a de certain, c'est que l'homme qui fait
usage de l'Acide Formique, éprouve très rapidement
un sentiment de force, de vigueur et d'activité plus
grande. Il se meut sans peine. Il ne redoute plus le
travail et l'effort. Il n'a plus de ces lassitudes si fréquentes au réveil, de ces dépressions générales si
communes les jours d'orages, de cet accablement
que l'on ressent pendant les chaleurs de l'été.

Il supporte mieux le froid et le chaud. En somme,
toutes les causes épuisantes qui amènent l'alanguis-
sement physique, la propension à l'inactivité corpo-
relle ont moins de prise sur lui.

La paresse n'est pas toujours volontaire. Le plus

souvent même elle est la conséquence d'une sorte
de faiblesse organique qui fait redouter le mouvement. Elle s'observe alors chez des gens qui res-
sentent plus vivement que les autres la sensation
douloureuse de la fatigue musculaire. Le propre de
l'Acide Formique étant de supprimer cette sensation, il me paraît être le médicament de la paresse,
quand celle-ci n'est pas le résultat d'un penchant
mauvais.

Après deux ans bientôt d'observations suivies, je
maintiens cette assertion que j'ai émise, si osée
qu'elle semble : un sujet *normal*, ayant une *ration
alimentaire normale*, exécutant un *travail normal, ne
ressent plus la fatigue* aussi longtemps qu'il fait
usage de l'Acide Formique.

Importance sociale de l'Acide Formique

L'importance des faits que nous venons d'ex-
poser, au point de vue humanitaire et social,
n'échappera à personne.

Si l'homme redoute le travail, s'il se plaint si
amèrement de la misère qui le condamne à cette
rude épreuve de tous les jours, c'est à cause surtout
du sentiment de fatigue et de lassitude qu'il en
éprouve; c'est à cause de la douleur physique qui
accompagne tout effort musculaire prolongé.

Or, étant donné que l'Acide Formique supprime
ces phénomènes douloureux, l'homme trouve dans
ce précieux agent chimique le moyen d'améliorer
sa condition terrestre et d'accomplir sa tâche quotidienne sans jamais ressentir le poids de ses
travaux.

N'est-ce pas là la solution inattendue, inespérée
même d'un des plus grands problèmes sociaux, que
cette suppression de la fatigue du travail? N'est-ce

pas la réalision du rêve et du plus ardent désir du travailleur, que de lui permettre de gagner son pain sans fatigue ?

Une autre conséquence sociale découle de ces faits. Quel est le sentiment qui pousse l'homme à abuser des alcools, si ce n'est tout d'abord l'espoir de trouver dans ces boissons un excitant qui rende son labeur quotidien moins pénible ? On est en droit d'espérer qu'un jour il substituera l'usage d'un produit inoffensif et d'une activité infiniment plus grande à celui de l'alcool, qui l'excite et l'empoisonne, sans lui donner la force qu'il recherche.

MODE D'EMPLOI

L'Acide Formique se trouve couramment dans le commerce. Il existe ordinairement en solution à cinquante pour cent, c'est la solution normale.

Toutes les propriétés que j'ai rapportées plus haut appartiennent en propre à l'Acide Formique. C'est l'acide même que j'ai expérimenté tout d'abord. Mais j'ai vite reconnu que ses composés alcalins jouissaient de la même activité, circonstance que je considère comme très heureuse, car beaucoup de gens qui craignent les acides n'auraient pu en faire usage.

On peut donc l'employer à l'état acide ou en combinaison :

1° *A l'état d'acide :* La dose moyenne efficace est de quatre à six grammes de la solution normale à 50 %.

Mais bien des gens sont très sensibles à son action et n'ont pas besoin d'une dose semblable et peuvent éprouver tous les effets avec une dose moitié moindre.

Prenons comme moyenne la dose de quatre grammes. Elle doit être prise *étendue dans une certaine quantité* d'eau ordinaire, qui peut varier de un tiers de litre à un litre suivant les goûts.

En effet, beaucoup de gens ne craignent pas. les acides et supportent très bien l'acidité du vin. Or on sait qu'un litre de vin a un degré d'acidité qui correspond à six grammes d'acide sulfurique. En admettant, ce qui est exagéré, que l'acidité de l'Acide Formique soit égale à celle de l'acide sulfurique, les 2 grammes d'Acide Formique pur ou les 4 grammes de la solution normale représentent donc l'acidité de un tiers de litre de vin. En les diluant dans une quantité d'eau équivalente ou même plus grande, ils seront donc aussi bien supportés par l'estomac que le vin.

Cela dit, les personnes qui ne sont pas incommodées par les acides et en particulier celles qui en ont besoin comme les hypochlorhydriques peuvent prendre les quatre grammes d'acide formique à 50 % dans un demi-litre ou un litre d'eau ordinaire. Elles peuvent sucrer et aromatiser à leur gré.

L'Acide Formique peut se prendre de même en mettant un certain nombre de gouttes dans un verre d'eau et du sirop de limon. C'est une boisson agréable.

On peut en faire des limonades, gazeuses ou non, comme on en fait avec les acides citrique et tartrique.

Enfin quatre gouttes d'Acide Formique dans une tasse de thé, donnent une boisson délicieuse.

. Nous n'avons pas la prétention d'indiquer ou de prévoir ici les différentes manières de prendre cet Acide, ce que nous venons d'en dire suffit à donner les grandes lignes sur la manière de s'en servir.

A l'état de combinaison. — Pour les personnes qui redoutent les acides, il faut procéder autrement.

La méthode la plus simple, celle que j'ai employée personnellement, est la suivante :

La dose de 4 grammes d'acide à 50 °/₀ représente au moins 80 gouttes d'Acide Formique. On prend cette dose journalière en deux fois, une fois le matin avant le premier déjeuner et la seconde dose avant le repas de midi.

Il vaut mieux prendre le médicament de cette façon dans la première période de la journée, pour utiliser l'activité qu'il donne à l'organisme.

On met donc 30 ou 40 gouttes d'Acide Formique dans un verre d'eau, ou trois quarts de verre et on ajoute une *forte cuillerée* à café de *bicarbonate de soude* pour *neutraliser* l'Acide.

Il se produit une vive effervescence et quand celle-ci est terminée, on agite avec une cuiller pour bien dissoudre le sel et on boit (1).

Le goût n'est pas désagréable, c'est absolument le même goût qu'on éprouve en buvant une eau bicarbonatée. On s'y accoutume très rapidement.

On peut aromatiser la solution avec du curaçao, avec du sirop ; mais je persiste à croire qu'il est plus simple de la prendre sans aucune addition.

De la manière que nous venons d'indiquer on prend du formiate de soude naissant, dans toute sa pureté et son activité.

Mais on peut aussi employer le formiate de soude

(1) L'effervescence terminée on peut ajouter une nouvelle quantité de bicarbonate, pour bien s'assurer que l'acide est complètement saturé.

tout préparé. Un gramme d'acide formique pur donne 1,50 de formiate de soude, donc la dose journalière de formiate de soude est de 3 grammes ou de 4 gr. 50, suivant qu'on veut prendre 4 ou 6 grammes d'Acide Formique à 50 %.

On peut prendre le formiate de soude en solution dans l'eau ou dans du sirop d'écorces d'oranges amères (Huchard).

Une forme médicamenteuse qui me paraît très commode pour les touristes, et très avantageuse paur les personnes qui ne peuvent pas absorber beaucoup de liquide, c'est celle des comprimés. Bien dosées et bien préparées ces petites tablettes valent toutes les autres préparations et se prennent plus facilement S'il est bien établi que les formiates comprimés ne s'altèrent pas à la longue, c'est très certainement la préparation de choix.

Il est bon que les préparations de formiates ne soient pas trop anciennes, parce que ces sels sont *instables* et peuvent se décomposer.

Les urines des personnes qui font usage de l'Acide Formique réduisent les sels d'argent, cela veut dire qu'une partie au moins des formiates est éliminée en nature par cette voie. Aussi je crois superflu de dépasser les doses que j'ai indiquées.

L'expérience m'a appris que beaucoup de personnes éprouvaient une certaine difficulté à faire cette petite opération de chimie, si simple cependant, qui consiste à neutraliser les gouttes d'Acide Formique par une quantité suffisante de bicarbonate de soude. Le plus souvent on reste en dessous du point de neutralisation, on ne met pas assez de bicarbonate et le liquide conserve un certain degré d'acidité. Pour les estomacs qui redoutent les acides, qui sont sujets au pyrosis, cela peut avoir des inconvénients.

Il faut environ 2 grammes de bicarbonate de soude pour neutraliser un gramme d'Acide Formique. Le déchet est considérable, il s'échappe une grande quantité de gaz carbonique et il ne reste que la molécule de soude combinée à l'Acide. Sur 2 grammes de bicarbonate il se perd un gramme et demi de substance. C'est pour cela qu'il ne faut pas craindre de forcer la dose de bicarbonate et d'en ajouter jusqu'à ce qu'il n'y ait plus de dégagement de gaz carbonique.

Les personnes qui craignent de ne pas pouvoir exécuter cette petite opération, ont tout intérêt à utiliser les formiates préparés dans les officines, soit à l'état de comprimés, soit sous forme de solutions.

Dans les deux cas, en ayant soin de boire au même moment un peu d'eau alcaline, Vichy, Vals, Saint-Romain-le-Puy, etc ; elles n'auront plus à craindre de ressentir du pyrosis, comme elles en éprouvaient quand elles faisaient elles-mêmes une neutralisation incomplète de l'Acide Formique.

L'expérience m'a également appris que certaines personnes étaient très sensibles à l'action de l'acide formique et que des doses de XV à XX gouttes suffisaient à produire chez elles le relèvement des forces et de l'énergie. Evidemment ces personnes n'ont pas à dépasser ces doses qui leur sont efficaces. D'une manière générale, si inoffensif que soit le médicament, chacun doit, en tâtonnant, arriver à la dose qui lui réussit et s'y maintenir. Il n'y aucun avantage à la dépasser.

L'innocuité de l'Acide Formique et de son composé alcalin, le formiate de soude, permet à chacun de contrôler les faits que j'ai énoncés.

Pour se rendre compte de l'activité et de la puissance de l'Acide Formique, il n'est pas besoin de se servir, comme je l'ai fait, de l'ergographe de Mosso. Les effets produits sont si nets, si constants, chez tout individu normal, que les sensations subjectives éprouvées par les sujets ont, à mon avis, une valeur démonstrative bien supérieure à celle des plus beaux graphiques.

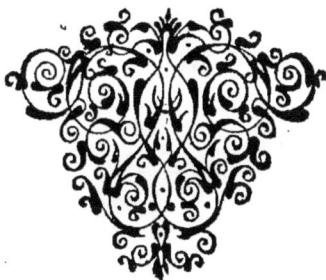

6

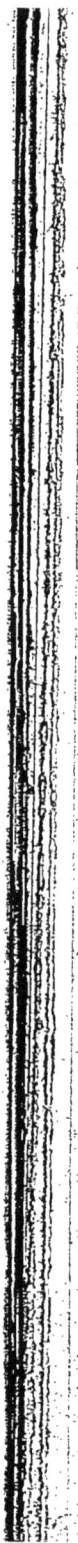

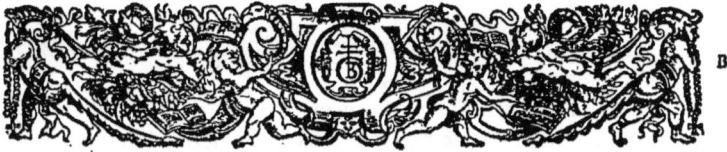

LIVRE III

CHAPITRE VII

Travail musculaire

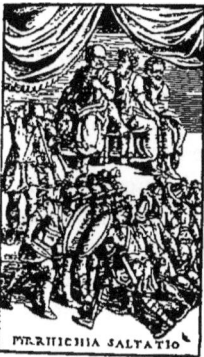

PYRRHICHIA SALTATIO

Il nous semble intéressant de résumer ici quelques notions sur le travail musculaire, pour les lecteurs étrangers à la Science médicale, qui trouveraient quelque plaisir à méditer sur l'action de l'Acide Formique sur le système moteur.

Sous l'influence d'une excitation, la fibre musculaire se raccourcit; on dit qu'elle se *contracte*.

L'excitation peut être portée au muscle par l'intermédiaire du nerf, par la voie nerveuse. C'est ce qui a lieu, par exemple, dans l'exécution d'un mouvement volontaire; le cerveau transmet l'ordre de la volonté aux muscles par l'intermédiaire des fibres nerveuses, c'est la *contraction nervo-musculaire*. Les fibres nerveuses se comportent en ce cas comme de simples fils conducteurs.

Si on paralyse le nerf au moyen du curare, les fibres nerveuses ne peuvent plus transmettre l'excitation aux muscles, mais si, alors, on excite directement la fibre musculaire, on obtient une contraction au point excité, la *contraction idio-musculaire*.

La contractilité est donc une activité propre de la fibre musculaire, du protoplasma de la cellule, elle est indépendante du système nerveux dont le rôle est simplement de conduire l'excitation.

Si le muscle est privé de sang artériel, on verra cette contractilité disparaître en quelques heures et inversement elle reparaît en quelques minutes, si on rétablit l'afflux de sang artériel.

La conséquence de ces derniers faits, c'est que le sang est chargé d'apporter aux muscles les matériaux de leur activité. Quels sont ces matériaux ?

Comme les muscles sont formés de musculine, substance albuminoïde, on pensait autrefois que c'étaient les substances azotées, comme la viande, le blanc d'œuf, qui fournissaient à l'activité musculaire. Depuis longtemps, on a reconnu que, pendant le travail, il n'y avait pas une dépense plus grande de matériaux azotés. Le fait est définitivement établi, ce ne sont pas eux qui fournissent l'énergie musculaire.

Les expériences de Cl. Bernard et surtout celles de Chauveau ont démontré que les substances consommées dans l'acte musculaire étaient les glucoses. Quelle est l'origine de ces glucoses ?

On sait que le foie est le siège de production et le lieu d'emmagasinement du sucre chez les animaux. Cet organe a la propriété de fabriquer une matière identique à l'amidon végétal, le glycogène ; il la fabrique avec le sucre des aliments, avec les fécules, avec la graisse, et même, dans certains cas, avec les matières azotées.

Le glycogène du foie se transforme incessamment en sucre de glucose et il est porté par le sang jusqu'aux extrémités de l'organisme, afin d'alimenter les cellules vivantes et, en particulier, les cellules musculaires pour produire de la chaleur, de l'énergie physiologique (travail intérieur) et du travail extérieur.

Si les muscles sont en repos, le sucre du sang n'est pas consommé, il repasse à l'état de glycogène et se dépose dans les cellules musculaires où il constitue une réserve, que le muscle utilisera plus tard quand il sera en activité.

La matière grasse également élaborée par le foie, a le même destin que le glucose. Quand la provision de glucose diminue par suite de l'activité musculaire, la graisse entre en jeu, elle fournit du glycogène et inversement si la provision de glucose est exagérée ou si l'organisme ne dépense pas assez d'activité, une partie du sucre non utilisé forme de la graisse. Il y a donc suppléance et isodynamie entre ces deux substances.

La matière grasse et le glycogène existent dans les cellules sans en faire partie intégrante. Tandis que la matière azotée constitue la substance même de la cellule, eux s'accumulent dans les cellules à l'état de dépôts et forment des réserves mises à la disposition des organes.

Le foie fabrique ces substances à l'aide des aliments ingérés, le sang les transporte dans les cellules, où elles se déposent sous forme de réserves dans l'état d'inactivité, et dont elles disparaissent par le travail. Sous l'influence d'une alimentation abondante, le glycogène et la graisse s'accumulent dans le foie. On voit le poids de cet organe augmenter par le repos associé à un régime alimentaire copieux, et on le voit au contraire diminuer sous l'influence du travail. Külz et d'autres expérimentateurs ont montré par leurs expériences que le travail musculaire excessif va jusqu'à faire disparaître entièrement le glycogène dans le foie et à faire tomber le poids de ce viscère à celui qu'on constate chez l'animal en inanition complète. Le travail excessif a épuisé toutes les réserves musculaires et toutes les réserves emmagasinées dans les cellules hépatiques.

Il est un point important à retenir, pour bien comprendre l'action bienfaisante de l'Acide Formique, c'est que sous l'influence du travail, ce n'est pas le muscle, ce n'est pas la cellule musculaire qui s'use et qui se détruit ; mais ce qui brûle, ce qui se consume, ce sont les réserves de glycogène et de graisse contenues dans les cellules, et qui sont incessamment renouvelées par le sang, qui les puise dans le foie au fur et à mesure des besoins de l'organisme.

Il serait donc absurde de supposer que, en rendant le travail plus facile, en augmentant l'activité musculaire, l'acide formique pourrait amener l'épuisement des muscles. C'est un fait enseigné par tous les physiologistes : ce qui s'use dans notre économie par le travail, ce n'est pas la machine, ce n'est pas le foyer, mais bien le combustible qu'on y met. Naturellement c'est l'alimentation qui fournit ces agents de combustion. Le foie extrait des aliments les principes nécessaires à la production du glycogène, il l'emmagasine au fur et à mesure de sa production et il le distribue sous forme de glucosé, par l'intermédiaire du sang, aux muscles au moment où ceux-ci ont à dépenser de l'énergie.

Aussi, disons-le avec assurance, le travail, *quand il n'a rien d'excessif*, n'est pas nuisible à l'homme, *à la condition* qu'il ait sa ration d'entretien et en plus sa ration alimentaire de travail.

Comme dans tous les autres tissus, les matériaux organiques du sang sont incessamment brûlés dans les muscles par l'oxygène de la respiration. Ces combustions sont la source de la chaleur nécessaire à l'accomplissement des actes physiologiques dont le corps est le siège et aussi à l'accomplissement d'un travail extérieur. Les aliments servent à la reconstitution des réserves ainsi dépensées. Si la restitution est égale à la consommation, le poids du corps est invariable ; si l'alimentation est insuffisante le corps maigrit et perd de son poids ; enfin si la restitution est supérieure à la consommation le poids du corps augmente.

En définitive l'énergie chimique contenue en puissance dans les aliments, libérée par l'acte nutritif, fournit la chaleur. Celle-ci, selon les lois de l'équivalence des forces, est transformée en travail intérieur et travail extérieur.

Quand l'animal est au repos, l'action chimique accomplie dans les tissus est utilisée uniquement pour produire la chaleur sensible, le maintien de la température du corps et pour fournir au travail dépensé par certains organes, comme les mouvements du cœur et ceux de la respiration. Mais quand les muscles entrent en contraction, les combustions intimes augmentent et plus les efforts musculaires de l'animal sont considérables, plus elles sont actives. La chaleur supplémentaire qui en résulte est transformée en travail extérieur. Dans la période d'activité musculaire, une partie de la chaleur produite reste toujours sensible, elle tend à accroître la chaleur du corps ; l'autre partie est transformée en travail extérieur.

C'est J. Béclard qui, le premier, a montré que lorsque le muscle est en contraction statique, qu'il est tendu sans travail effectué, l'énergie chimique dépensée est représentée tout entière par la chaleur sensible dégagée. C'est le cas, par exemple, des muscles du bras tendu qui soutient un poids, mais qui ne déplaçant pas ce poids, ne fait aucun travail.

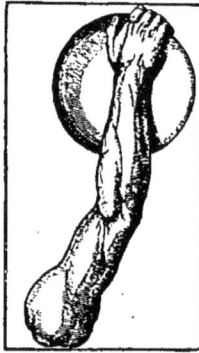

Si le poids est soulevé par le bras à une hauteur déterminée, le muscle est en contraction dynamique et il effectue un travail positif égal au produit du poids, évalué en kilogrammes, par la hauteur évaluée en mètres. Pendant cette contraction dynamique avec soulèvement de poids, il y a une quantité d'énergie chimique dépensée, que les physiologistes évaluent par des procédés trop longs à décrire ici. Or on voit dans ce cas que l'élévation de température du muscle n'accuse pas toute la chaleur qu'aurait dû fournir la quantité d'énergie chimique dépensée. La portion de chaleur qui a disparu ainsi a été transformée par voie d'équivalence en travail mécanique.

Il y a un troisième cas à considérer, c'est celui où le poids soulevé à une certaine hauteur, descend soutenu par le muscle contracté, qui annule à chaque instant la vitesse communiquée par la pesanteur. Dans ce cas, le muscle est en contraction dynamique, mais il accomplit un travail négatif ; de

valeur égale au travail positif effectué tout à l'heure
par le soulèvement du poids à la même hauteur ;
c'est un travail négatif parce qu'il détruit la force vive
qu'aurait acquise le poids en tombant librement du
niveau où il a été soulevé.

Conformément au principe de l'équivalence des
forces, le muscle acquiert dans ce cas une température supérieure à celle que peut lui communiquer
l'énergie chimique dépensée, parce que le muscle
fixe à son profit une quantité de chaleur équivalente à la quantité de force vive détruite, acquise
par le poids qu'il arrête dans sa chute.

Je cite encore un exemple qui fait bien comprendre les lois du travail musculaire, c'est celui tiré des
expériences de Hirn.

En mesurant la quantité d'oxygène consommé
pendant un temps donné, on peut apprécier la quantité d'énergie chimique dépensée. Celle-ci doit
fournir une quantité de chaleur, qui sera chaleur
sensible si le sujet est au repos, ou bien dont une
partie sera transformée si le sujet accomplit un
travail positif.

Quand un homme monte un escalier ou une rampe,
son système musculaire en se contractant accomplit
un travail mécanique positif égal au produit du
poids de son corps par la hauteur de l'ascension.
Or, Hirn a vu que, dans ce cas, la quantité de chaleur
sensible ne correspondait pas à la quantité d'oxygène
consommé. Il aurait dû y avoir plus de chaleur sensible produite, c'est donc qu'une partie du calorique a été réellement transformée en travail
mécanique.

Quand, au contraire, cet homme descend la rampe
ou l'escalier, la contraction musculaire est employée à chaque instant à contrebalancer la vitesse
que lui communique la pesanteur. Il accomplit en

réalité un travail négatif et détruit la force vive que la pesanteur aurait imprimée à son corps, s'il était tombé verticalement de toute la hauteur parcourue. Les mesures calorimétriques montrent que, dans ce cas, la chaleur sensible dégagée dans le corps de l'homme est supérieure à celle que peut produire la quantité d'oxygène consommé, donc il y a eu plus de chaleur formée que ne le comporte l'énergie chimique dépensée. D'où vient cet excès de calorique? De ce que la force vive détruite pendant la descente s'est transformée en chaleur et s'est ajoutée à celle fournie par l'énergie chimique dépensée.

Les détails dans lesquels nous venons d'entrer montrent bien comment s'effectue le travail musculaire, et ils prouvent que les lois ordinaires de la mécanique s'appliquent aux mouvements de la machine animale.

On peut dire que le muscle est un moteur animé qui, comme la machine à vapeur, utilise la chaleur résultant des combustions organiques pour produire du travail; dans l'un et l'autre cas, il y a nécessairement équivalence entre la chaleur disparue consommée et le travail extérieur produit.

Les recherches de Hirn, celles de Helmholtz ont même démontré que le moteur animé représenté par le sytème musculaire de l'homme, est supérieur, au point de vue du rendement, aux machines à vapeur les plus perfectionnées. Tandis que celles-ci n'utilisent que les douze centièmes de la force disponible, l'appareil musculaire en utilise les dix-huit centièmes (1).

Le glycose d'après les expériences de Chauveau est l'agent immédiat et à peu près exclusif des

(1) GAVARRET - *Phénomènes physiques de la vie.*

combustions intra-musculaires, c'est son énergie potentielle qui est dégagée par ces combustions et qui est la source de la force. Les graisses contribuent à fournir la matière du renouvellement du potentiel glycose dépensé pendant le travail; tandis que l'albumine ne participe pas directement à la production de l'énergie musculaire. Son rôle est de servir au renouvellement de la matière vivante qui ne s'use pas plus dans le travail que dans l'inaction.

En résumé, dans le travail musculaire la substance du muscle ne subit aucune altération appréciable; la machine motrice humaine ne s'use pas et, comme tous les autres moteurs, elle s'use d'autant moins que son fonctionnement est plus parfait.

L'Acide Formique qui rend le travail de la machine humaine plus parfait, ne peut donc pas être accusé, comme ses détracteurs intéressés ont cherché à le faire croire au public, de contribuer à l'épuisement du système musculaire. Pour entretenir le jeu régulier du mécanisme, il suffit de ne pas exiger de lui un travail excessif et de lui fournir, au fur et à mesure des besoins, la provision de combustible nécessaire, c'est-à-dire d'entretenir l'alimentation.

CHAPITRE VIII

Coup d'œil sur la force de l'homme et des animaux

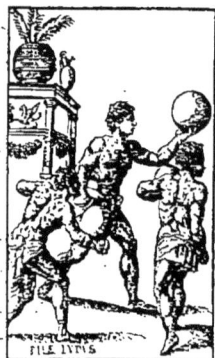

La force de l'homme est évidemment très variable selon les individus et nous ne pouvons donner sur ce point que des indications générales s'appliquant à la moyenne des sujets.

D'après l'expérience, l'homme du poids de 65 kilogrammes peut, en agissant avec les deux mains, produire un effet de traction de 55 kilogrammes· De même il peut soulever un poids de 130 kilogrammes placé entre ses jambes. D'autres sujets exceptionnels peuvent, dans les mêmes circonstances, soulever jusqu'à 200 et 300 kilogrammes.

Le cheval dont le poids moyen est de 600 kilogrammes, est capable de faire un effort de traction de 400 kilogrammes.

L'homme et le cheval ne sont donc capables, l'un et l'autre de déplacer par un effort qu'un poids inférieur à celui de leur corps. Nous verrons plus loin que certains insectes déplacent des fardeaux représentant plusieurs fois leur propre poids.

Les nombres que nous venons d'indiquer mesu-
rent les efforts maxima dont l'homme et le cheval
sont susceptibles ; mais ils ne nous renseignent pas
sur la quantité de travail qu'ils peuvent fournir
d'une manière continue par un bon emploi de leurs
forces musculaires. Nous empruntons à l'ouvrage
de Gavarret certains faits expérimentaux ou d'ob--
servations, qui nous éclaireront sur ce point. Les
exemples que nous choisissons sont ceux où il est
facile de calculer le travail produit par suite de la
régularité des mouvements et de la connaissance
acquise de l'effort nécessaire pour l'exécution de
chaque mouvement.

Les hommes qui manœuvrent la sonnette à
tiraude, doivent soulever chacun à 1 mètre de hauteur 20 kilogrammes du poids total du mouton et
frapper vingt coups par minute, ce qui représente
une production de 400 kilogrammètres par minute.

Dans la manœuvre du cabestan, chaque homme
doit exercer à l'extrémité du levier une pression de
12 kilogrammes et marcher à une vitesse de 36 mètres par minutes. Le travail produit en ce cas est
de 432 kilogrammètres par minute.

Enfin l'homme qui tourne une manivelle de 32 centimètres de rayon, doit exercer sur la poignée une
pression de 8 kilogrammes à raison de 25 tours par
minute ; dans ce cas le rendement est encore de
400 unités de travail par minute.

En conséquence, le nombre de kilogrammètres
que l'homme peut produire par minute, d'une
manière continue est donc égal à environ six fois le
poids de son propre corps (1).

Armand Gautier, dans son livre sur l'*Alimen-
lation et les Régimes*, estime que le travail journalier

(1) GAVARET, *loco citato*.

d'un bon ouvrier s'élève de 250.000 à 270.000 kilogrammètres. Le chiffre de 400 kilogrammètres par minute représente, pour un travail de 10 heures, un total de 240.000 kilogrammètres, sensiblement égal aux données précédentes.

Or tous ces chiffres me paraissent exagérés, on ne doit pas demander à la machine humaine un travail journalier aussi intense. L'homme peut bien rendre 400 kilogrammètres par minute, mais il ne peut physiologiquement soutenir ce travail.

En effet en trois minutes il produit 1.200 unités de travail, dont l'équivalent calorifique est de 2.59 unités de chaleur, fourni par la combustion des matériaux organiques de son sang. Mais nous savons, d'après les recherches de Helmoltz et de Hirn, que la machine humaine n'utilise que les 18 centièmes de la chaleur développée par les combustions respiratoires. L'ouvrier en réalité produit 14.38 unités de chaleur en ces trois minutes, où il effectue 1.200 unités de travail. Or, physiologiquement cette quantité de chaleur nécessite la production de 3 litres d'acide carbonique en trois minutes, et ce volume d'acide carbonique doit être expulsé de l'économie également dans le même temps pour que le jeu des fonctions reste régulier. Les mouvements respiratoires et circulatoires ont beau s'accélérer, ils ne peuvent pas suffire à éliminer cette quantité, en un temps aussi court. L'homme élimine sans peine par le poumon 1 l. 25 d'acide carbonique en trois minutes, mais il lui est presque impossible d'expulser dans le même temps 3 litres de ce gaz, il lui faut 7 minutes pour cela.

On peut donc dire que le travail que j'appellerai normal correspond à 1,200 kilogrammètres en sept minutes soit 171 kilogrammètres par minute et un travail journalier de 102.600 kilogrammètres pour une journée de dix heures. C'est là très certainement un maximum qu'il ne faut pas dépasser et il vaut même mieux ne pas atteindre ce chiffre.

Pour le remarquer en passant il y a là des éléments qui peuvent conduire à la solution de ce problème social si troublant ; la durée de la journée du travailleur.

Au point de vue rationnel, physiologique cette durée ne peut pas être uniforme pour tous les genres d'occupations. Pour les ouvriers qui n'ont pas de grands efforts musculaires à produire, la durée de la journée peut être établie, d'après des considérations différentes, indépendantes du nombre de kilogrammètres produits.

Mais pour les ouvriers qui ont un travail fatigant, pénible, on peut calculer la durée de la journée de travail d'après le chiffre de kilogrammètres que je viens de donner. Pour que le jeu des fonctions respiratoires se fasse sans peine, pour qu'il n'y ait pas stase sanguine dans le cœur et encombrement du sang par l'acide carbonique, l'homme ne peut produire que 171 kilogrammètres par minute et le maximum qu'il doit atteindre est de 102.000 kilogrammètres en une journée de dix heures.

Si on exige de lui une production de travail plus grande par minute, c'est-à-dire supérieure à 171 kilogrammètres, on doit réduire la durée du travail quotidien, dans la proportion de ces exigences.

Voyons maintenant ce qui se passe pour le cheval. Un bon cheval roulier peut exercer une force de traction de 50 kilogrammes et marcher avec une vitesse de 3 kilomètres par heure ou de 50 mètres par minute. Il produit ainsi un travail de 2.500 kilogrammes, c'est-à-dire un travail égal à 4 fois le poids de son corps.

Il semble donc que chez les mammifères, plus le poids propre de l'animal est faible, plus est grand le rapport du nombre des unités de travail qu'il peut produire au poids de son corps.

C'est ce que l'on voit dans la nature, dans toute la série des êtres. Les insectes déploient une force considérable. Nous connaissons déjà sur ce point les prouesses des fourmis. Mais les autres insectes ne leur cèdent en rien sous ce rapport. Il est difficile de ne pas être étonné de la puissance musculaire de ces animaux, quand on réfléchit aux sauts prodigieux qu'exécutent la puce, le criquet, la sauterelle et quand on réfléchit aux efforts que doit faire la larve du Sirex, pour percer de part en part avec ses mandibules les balles de plomb des cartouches de guerre.

Cette question de la force des insectes a été bien étudiée expérimentalement par Félix Plateau, il y a une quarantaine d'années. L'auteur est parvenu à déterminer exactement l'énergie musculaire de ces animaux. Pour cela l'animal étudié était placé sur une planche à surface rugueuse et attelé à un fil engagé dans la gorge d'une poulie et supportant à son autre extrémité un petit plateau lesté avec du sable Pendant que l'insecte était en marche, on ajoutait des grains de sable dans le plateau jusqu'à ce que la charge fût suffisante pour arrêter l'animal sans l'entraîner. En pesant la quantité de sable employée, on déterminait ainsi le maximum d'effort dont chaque sujet était capable. En comparant le poids du corps de l'insecte, au poids du sable auquel il faisait équilibre par la traction, Plateau est arrivé aux résultats suivants: le bourdon terrestre fait équilibre à seize fois le poids de son corps; l'abeille à vingt fois. Le

chiffre du hanneton est de quatorze, celui d'un petit
staphylinien, le Quédius Fulgidus, s'élève à trente.
Un autre insecte tout petit, la Trichie à bandes,
espèce de Cétoine, va jusqu'à faire équilibre à quarante et une fois le poids de son corps. Un homme
de 65 kilos, doué de la même force relative, soutien-
drait ainsi un poids de 2.665 kilogrammes! Notons
en passant que le staphylinien mentionné plus haut
appartient à une famille d'insectes dont beaucoup
recherchent les nids de fourmis.

Plateau est parvenu à mesurer également la force
de poussée chez les insectes fouisseurs, en détermi-
nant le poids nécessaire pour empêcher une plaque
solide de céder aux efforts de ces animaux. Un petit
bousier, l'Ontophagus nuchicornis. repousse jusqu'à
quatre-vingt-cinq fois le poids de son corps, tandis
que l'Orycte nasicorne, qui est un géant par rapport
à lui, ne repousse que trois ou quatre fois le poids
de son corps (1).

Il résulte de l'ensemble des recherches de Plateau
que dans un même groupe d'insectes la force varie
en sens inverse du poids du corps de l'animal en
expérience. En rapprochant les faits de ce que nous
avons dit plus haut. au sujet de l'homme et du cheval, on est conduit à admettre que l'énergie du
système musculaire est plus considérable chez les
petits que chez les grands animaux.

Est-ce à la présence de l'Acide Formique dans
leurs muscles que les insectes doivent leur grande

(1) GAVARET, *loc. cit.*

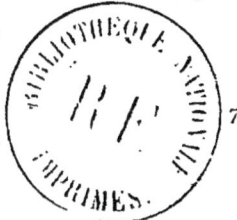

7

force musculaire ? Je l'ignore ; c'est une question à
étudier. Nous nous sommes contenté de faire
remarquer que beaucoup de ces insectes vivent de
matières organiques oxydées, que certains séjour-
nent de préférence dans les bois de sapins et d'autres essences résineuses, et qu'il en est même
qui font la chasse aux fourmis et recherchent leurs
nids, c'est dire que les insectes trouvent partout
dans la nature de quoi s'approvisionner d'Acide Formique. J'ajouterai encore une remarque. Force ne
veut pas dire activité, un athlète peut être un parfait paresseux, capable de faire un effort momen-
tané considérable, mais n'ayant aucune propension
au travail.

Ce qui caractérise la fourmi, c'est moins sa force,
qualité commune à tous les insectes, que son activité inlassable. *Nunquâm defessa, semper laboro*,
voilà sa devise. Etre infatigable, voilà la propriété
de la fourmi et de tous les hyménoptères qui sécrètent l'Acide Formique en abondance.

CHAPITRE IX

Fatigue musculaire

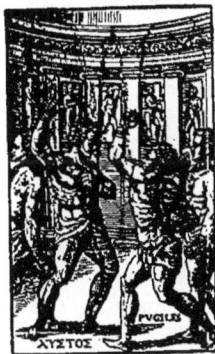

On donne le nom de fatigue musculaire à une sensation plus ou moins pénible, que nous éprouvons tous à l'occasion d'un travail exagéré ou trop prolongé. Une marche, une course longtemps soutenue, le soulèvement répété d'un poids, le maintien de ce poids à bras tendu sont des mouvements qui s'accompagnent de cette sensation douloureuse. Une fois qu'elle se fait sentir, le sujet devient momentanément incapable de continuer son travail ; mais elle disparaît avec le repos et elle le fait d'autant plus vite que l'on a cédé plus rapidement au sentiment de lassitude.

Toutes choses égales d'ailleurs, cette sensation de fatigue survient plus ou moins tôt pour un travail déterminé, selon les individus. Il est évident que les gens habitués aux travaux manuels l'éprouvent moins rapidement que ceux qui ne font qu'exceptionnellement des efforts musculaires. Les sports agissent comme les travaux manuels et ceux qui s'y livrent habituellement sont moins vite fatigués que les autres.

Pour tous, même pour les ouvriers et les sports-
men, le sentiment de fatigue survient plus
aisément quand on fait un travail dont on n'a pas
l'habitude, alors même que ce travail serait moins
intense que celui qu'on accomplit d'ordinaire. C'est
ainsi que le simple fait de jouer à un jeu quelconque amène cette sensation plus aisément, si on
n'a pas l'habitude de ce jeu ou si on l'a perdue.

L'influence cérébrale a une action marquée sur
l'apparition plus ou moins rapide de la fatigue. Si
le travail qu'on exécute vous est agréable, on se
lasse moins vite que dans le cas contraire. Ainsi
la lassitude se fait moins rapidement sentir dans
les exercices de sport que dans le travail imposé par
la nécessité.

Quelles sont les causes de la fatigue?

Il en est une qui peut se présenter à l'esprit et
que nous devons éliminer tout de suite, c'est celle
qui attribuerait la fatigue à l'usure du muscle. Or,
nous savons d'après ce qui précède que le muscle
est un appareil très perfectionné, au moyen duquel
s'opère la transformation des forces, mais ce n'est
pas sa substance même qui fournit l'énergie chimique. La fatigue musculaire ne peut donc pas
être le résultat de l'usure de la fibre contractile.

Nous avons vu que le travail consomme certains
produits chimiques du sang et du muscle, les glycoses en particulier. Ceux-ci sont simplement
déposés, emmagasinés dans le muscle et se détrui-
sent au fur et à mesure des besoins. Lorsque le
travail devient plus prolongé, ces principes finissent
par s'épuiser et le muscle devient de moins en
moins excitable et il faut une excitation de plus en

plus grande pour provoquer la contraction. S'il s'agit d'un travail volontaire, il faut alors faire intervenir un effort plus grand de la volonté.

D'autres sensations internes peuvent servir d'excitants : la crainte d'un danger, l'approche d'un péril, la poursuite d'un ennemi sont autant d'excitations vives qui font surmonter le sentiment de fatigue, malgré un épuisement presque complet de l'excitabilité musculaire. Parfois l'excitation est poussée à un tel degré que le sujet ne survit pas à l'effort accompli. C'est ainsi qu'au lendemain d'une chasse on retrouve souvent le cadavre de l'animal qui a été longtemps pourchassé et dont on avait perdu la voie ; il est mort des suites de sa fatigue. Après la victoire de Marathon, l'histoire raconte qu'un des combattants courut à Athènes annoncer le premier la victoire à ses compatriotes ; à peine avait-il fait part de l'heureuse nouvelle qu'il tomba mort, anéanti par une trop longue course.

L'épuisement des matériaux et des réserves chimiques ne suffit pas à déterminer la fatigue musculaire, il y a un autre facteur qui intervient plus puissamment, c'est l'accumulation dans le sang et dans les muscles mêmes des déchets de la combustion. Les matériaux qui se consument pour fournir l'énergie chimique, laissent des résidus qui sont comme les scories, comme les cendres d'un foyer. C'est l'encombrement du muscle par ces dépôts qui est la cause principale de la fatigue musculaire.

Les expériences classiques de Ranke sont très démonstratives à cet égard. Cet auteur a montré que si on fait passer un courant d'eau pure dans un muscle fatigué, au point de ne plus répondre à l'excitation, on voit la contractibilité reparaître aussitôt que le lavage a entraîné les déchets.

Inversement si dans un muscle encore sain on fait

passer du sang provenant d'un animal fatigué, la contractibilité de ce muscle diminue et disparaît à la longue. Le sang de l'animal surmené contient donc des substances qui enrayent le fonctionnement des muscles de l'animal sain.

Par le fait du travail il se forme en effet dans les muscles des principes qui entravent leurs contractions, qui fatiguent la substance contractile et qu'on appelle pour cela les substances ponogènes (qui engendrent la fatigue), et ce, bien avant que les muscles n'aient épuisé leurs réserves.

Pour rendre au muscle son énergie, il suffit de le débarrasser de ces substances ponogènes, soit en opérant son lavage par le sang normal, soit même en injectant dans les vaisseaux la solution physiologique de chlorure de sodium.

Les choses ne se passent comme nous venons de le dire que lorsqu'elles sont poussées à l'extrême. Au fur et à mesure que les scories du travail sont produites, elles sont balayées par le sang artériel qui afflue aux muscles, elles sont brûlées par l'oxygène, détruites dans le foie et dans d'autres glandes de l'organisme et éliminées par le rein et la peau. C'est ce qui a lieu dans le travail normal, n'ayant rien d'excessif ni dans son intensité, ni dans sa durée.

Mais on comprend aisément que si le travail est trop intense ou trop prolongé, les substances résiduelles s'accumulent dans le muscle, dans le sang et dans l'organisme tout entier. Ce sont de véritables toxines qui agissent d'une manière paralysante sur les éléments contractiles et provoquent une série de phénomènes qui constituent le surmenage plus ou moins aigu. C'est pourquoi chaque période de travail doit être suivie d'un repos plus ou moins complet, qui donne à l'organisme le temps de détruire et d'éliminer les toxines du travail.

Nous disons toxines du travail, et rien n'est plus juste que cette expression consacrée. Mosso a fait, à ce sujet, une expérience démonstratives : si on injecte dans les veines d'un chien le sang d'un autre chien, il ne se produit rien d'anormal, ni la respiration ni les battements du cœur ne sont modifiés. Au contraire, si l'on injecte le sang d'un chien dont le système musculaire a été fatigué par l'excitation électrique, dans les vaisseaux d'un autre chien, on produit chez celui-ci les troubles profonds de la fatigue. La respiration et les battements du cœur sont accélérés, l'animal est las, abattu. Il se blottit dans un coin et il faut le stimuler fortement pour le déterminer à se mouvoir ; il montre une certaine rigidité et une certaine difficulté dans les mouvements, et, en le voyant, on a l'impression d'un animal profondément fatigué.

D'après Abelous (1), qui a répété les expériences de Mosso avec les mêmes résultats, la plupart des substances qui donnent au sang et aux muscles des animaux fatigués leur toxicité, sont solubles dans l'alcool. Elles appartiendraient, comme l'avait démontré A. Gautier (2), aux groupes des leucomaïnes, dont la puissance toxique n'est pas inférieure à celle des poisons (ptomaïnes) signalés déjà dans les viandes putréfiées.

Nous avons dit plus haut que ces principes nuisibles étaient entraînés par le sang, transformés, oxydés par l'oxygène de la respiration, détruits par certaines glandes et finalement évacuées par les

(1) *Toxicité du sang et des muscles des animaux fatigués* (Archives de phys. normale et pathologique, 1894).

(2) A. GAUTIER (Académie de médecine, 15 janvier 1886.)

urines et par les sueurs. Il résulte des expériences
d'Abelous et Langlois, de Charrin, d'Albanèse, que
ce sont surtout les capsules surrénales qui sont
chargées de neutraliser et de détruire les substances
toxiques élaborées au cours du travail musculaire.
Il y a, en effet, d'après ces expériences, une très
grande analogie entre la toxicité de l'extrait des
muscles d'un animal mort de fatigue et la toxicité
de l'extrait des muscles d'un animal privé de ses
capsules surrénales. Il semble donc bien établi que,
si la fonction surrénale est supprimée, il se produit,
par le simple fait de l'action musculaire, une sorte
d'intoxication générale qui amène l'asthénie, l'apa-
thie des muscles, au point que les malades restent
constamment affaissés, appréhendent le moindre
effort et restent anéantis par le plus petit labeur.
D'après Abelous, ces substances toxiques, engen-
drées par l'acte musculaire, produisent une véritable
curarisation de l'animal, qui se localise d'abord à
l'union du nerf et du muscle et qui, plus profonde,
frappe le muscle lui-même.

Le maintien de la fonction musculaire dépend
donc de deux ordres de facteurs : 1° il faut restituer
aux muscles les matières usées, il faut renouveler les
provisions de glucoses à mesure qu'elles s'épuisent,
c'est là le rôle de l'alimentation ; 2° il faut enlever,
transformer ou détruire les substances qu'on appelle
ponogènes, c'est le rôle du sang, de la respiration,
des glandes de l'économie et des émonctoires.
L'homme peut intervenir aussi en accordant à ses
muscles un repos nécessaire.

Supposons un muscle qui se contracte successivement à des intervalles réguliers. Si l'intervalle
qui sépare deux contractions successives est assez
grand, la contraction du muscle pourra renouveler
indéfiniment avec la même énergie les mêmes effets

moteurs (1). A chaque contraction, il dépense une partie de son énergie, mais dans l'intervalle de deux contractions il la récupère.

Si l'intervalle est trop court, la dépense l'emporte sur la reconstitution, il y a épuisement de l'énergie chimique du muscle, en même temps qu'il y a encombrement de celui-ci par les résidus inutilisables de son travail.

C'est à ce moment que survient la sensation particulière de la fatigue, qui est un mode de défense de l'organisme et qui avertit l'homme qu'il y a lieu de suspendre ses efforts.

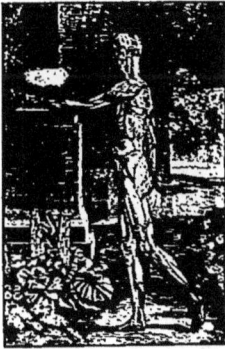

D'après les recherches de Ioteyko, c'est le système nerveux qui subit le premier les effets de la fatigue; c'est lui qui se paralyse, qui perd sa conductibilité.

En effet, à l'exemple de ce physiologiste, fatiguons, à l'aide d'un courant induit, une patte de grenouille, au point de ne plus obtenir de contraction musculaire, soit qu'on excite le nerf, soit qu'on excite directement le muscle. Si à ce moment où tout semble paralysé, on remplace le courant induit par le courant continu et qu'on applique les électrodes directement à la surface du muscle, on voit apparaître des contractions idio-musculaires au point d'application.

Donc, sous l'influence de la fatigue le nerf a perdu

(1) MORAT et DOYON, *Traité de physiologie* (fonctions élémentaires).

sa conductibilité, il ne fonctionne plus, puisque le courant induit, qui n'agit sur les muscles que par la voie nerveuse, ne peut plus déterminer la contraction. Le muscle cependant est encore excitable, puisqu'il donne la contraction qui lui est propre, la contraction idio-musculaire.

La fatigue obtenue par les excitations qui suivent la voie nerveuse, est donc le résultat d'une sorte de paralysie du nerf. Le nerf perd sa conductibilité, bien avant que la fibre musculaire soit épuisée. L'excitation de la volonté est de même ordre, elle se fait par l'intermédiaire du nerf, on peut donc en conclure que la fatigue du travail volontaire s'accompagne ainsi d'une sorte de paralysie des nerfs.

Les expériences de Ioteyko, celles d'autres physiologistes ont montré que le siège de la fatigue est dans les terminaisons nerveuses intramusculaires, dans les plaques motrices. En d'autres termes les produits de la fatigue agissent comme le curare en paralysant les terminaisons nerveuses. Le muscle est alors comme privé de son nerf, mais il garde encore son excitabilité propre, puisqu'il peut fournir des contractions dites idio-musculaires. Il aurait donc une résistance plus grande à la fatigue que les terminaisons nerveuses.

En résumé : la fatigue musculaire se produit quand il y a épuisement des principes qui fournissent aux muscles l'énergie chimique, c'est-à-dire quand la dépense musculaire l'emporte sur la reconstitution.

Elle se produit surtout quand il y a encombrement du muscle par l'accumulation des produits qui résultent du travail musculaire et qu'on appelle pour cela les substances ponogènes.

Ces substances paraissent agir sur le nerf et en particulier sur les extrémités nerveuses en les paralysant. A ce moment le muscle est inexcitable par la volonté, inexcitable par les courants induits, il ne manifeste plus sa vie que par la contraction idio-musculaire.

Mais bien avant de déterminer cette paralysie motrice, les substances ponogènes agissent sur les extrémités sensitives, en éveillant cette sensation particulière subjective de la fatigue, qui est un mode de défense de l'organisme.

Au fond le muscle est un tissu irritable, dans lequel la sensibilité est inséparable des réactions motrices et quand celles-ci sont excessives ou trop prolongées, la douleur s'éveille. On peut dire que dans la fatigue l'élément nerveux sensitif et l'élément moteur intramusculaire, sont tous deux altérés par les déchets de la contraction musculaire. Il en résulte de la douleur et de la paralysie motrice.

Comment agit l'Acide Formique ?

Après ces considérations générales nous sommes en mesure de nous demander comment agit l'Acide Formique, pour augmenter la puissance contractile du muscle et pour retarder le sentiment de fatigue.

Nous savons qu'un des facteurs de la fatigue est l'épuisement progressif des matériaux et des réserves qui fournissent l'énergie chimique aux muscles. On peut se demander si l'Acide Formique, de par sa constitution, n'apporte pas aux muscles l'appoint de son potentiel.

Nous ne le pensons pas. Il est pris à trop petites doses pour qu'on puisse admettre qu'il agit en fournissant aux muscles sa part d'énergie, en parant à l'épuisement des matériaux ordinaires de la combustion musculaire. A coup sûr ce ne sont pas les cinq ou six calories fournies qui peuvent entrer en ligne de compte et expliquer la puissance de son action. Une certaine quantité de fécule ou de sucre devrait produire bien plus d'effet, s'il en était ainsi.

Dans cet ordre d'idées, une autre hypothèse se présente. Il peut agir en favorisant une combustion plus parfaite, une utilisation plus complète des substances énergétiques, qui, mieux transformées, dégageraient plus de potentiel et en même temps laisseraient moins de résidus. Absolument comme dans un foyer ordinaire, si la ventilation est meilleure, l'utilisation du charbon est plus complète ; il y a production plus grande d'énergie et il y a aussi moins de cendres formées.

Dans le même ordre d'idées, nous pouvons rappeler ce que nous avons dit plus haut, à savoir que le moteur animal, si perfectionné qu'il soit, n'utilise que les dix-huit centièmes de l'énergie chimique dépensée. Il se pourrait donc que l'Acide Formique agisse en améliorant le rendement de la machine, en le doublant et même en le triplant, sans augmenter la dépense du combustible.

Il est une autre hypothèse qui se présente, c'est d'admettre que l'Acide Formique exerce une action spéciale sur le système nerveux périphérique. Nous avons vu que le sentiment de fatigue est une sensation qui se passe dans les extrémités nerveuses, quand elles baignent dans un plasma chargé de substances ponogènes.

Il peut agir de deux façons sur les extrémités nerveuses, pour faire disparaître ou atténuer la douleur qu'elles transmettent au sensorium, ou en anesthésiant les filets nerveux, ou en modifiant les substances ponogènes.

Dans mon travail de février 1905, j'ai rejeté la première opinion. « Agirait-il en anesthésiant les muscles, qui, dès lors, ne ressentiraient plus ou ressentiraient moins la douleur de la fatigue ? » A cette question j'ai répondu non. Parce que dans les nombreuses applications que j'ai faites de l'Acide Formique, je n'ai jamais vu d'action anesthésiante. J'ai eu l'occasion d'observer plusieurs malades atteints, les uns de douleurs musculaires rhumatoïdes, les autres de douleurs consécutives à des traumatismes des muscles (élongation, tiraillement des membres), aucun de ces malades n'a été soulagé de ses souffrances par l'Acide Formique. Il faudrait donc admettre que la sensibilité à la fatigue est une sensibilité spéciale, ayant ses voies propres, que l'Acide Formique éteindrait sans exercer une action semblable sur les autres modes de sensibilité générale.

Reste la seconde hypothèse : l'Acide Formique pourrait faire disparaître la douleur de la fatigue en modifiant les substances ponogènes ; il n'amènerait pas l'anesthésie des terminaisons nerveuses intramusculaires, mais il supprimerait ainsi les causes de la douleur.

Cette hypothèse n'a rien d'irrationnel si l'on songe à l'action attribuée par Abelous et Langlois et par beaucoup d'autres physiologistes à ces petites glandes minuscules, les *capsules surrénales*. Il est admis que leur fonction principale est de détruire dans notre économie des toxines dangereuses qui proviennent du fonctionnement des muscles. On peut rapprocher l'action de l'Acide Formique de celle de ces glandes et admettre que lui aussi transforme les substances ponogènes, qu'il en change la nature, qu'il les neutralise ; si bien que ces substances ne sont jamais en quantité suffisante, si le travail n'est pas excessif, pour faire naître le sentiment de la fatigue, et si celle-ci paraît, elle est considérablement retardée.

Il y a même lieu de se demander si les capsules surrénales ne sécréteraient pas elles-mêmes de l'Acide Formique. La Nature se répète souvent, ses procédés sont moins complexes qu'on ne le croirait d'abord. Du moment que des insectes, des plantes même sécrètent de l'Acide Formique, il n'y a rien d'irrationnel à supposer que les êtres supérieurs aient également des glandes chargées de cette sécrétion, et il se peut que celle-ci soit une des fonctions complexes des glandes surrénales (1).

Quoi qu'il en soit, le problème est ardu et sa solution ne m'appartient pas ; je la laisse à de plus autorisés. Néanmoins, de toutes les hypothèses passées en revue, celle que j'ai formulée en dernier lieu, la neutralisation des toxines par l'Acide Formique, me paraît le mieux répondre aux sensations éprouvées.

L'une des sensations subjectives les plus nettes éprouvées quand on fait usage de l'Acide Formique, c'est celle d'une augmentation du tonus musculaire, les chairs sont plus fermes, les masses musculaires sont plus dures et on ressent très bien cette fermeté des mollets dans la marche. Cela ne me semble pas correspondre à une action anesthésiante et je persiste à croire plutôt à la neutralisation des agents de la fatigue.

(1) CLÉMENT : Les capsules surrénales sécrètent-elles de l'Acide Formique ? *Lyon Médical*, 18 juin 1905.

Objections. — Suggestion

Les sceptiques, il y en a toujours, ne tiennent compte ni des faits expérimentaux, ni des faits cliniques si démonstratifs qu'ils soient.

Il m'est facile de leur répondre. Le médicament est inoffensif, vous ne risquez rien, vous ne courez aucun danger à en faire l'essai sur vous-mêmes. Comme vous êtes réfractaires à la suggestion, votre tentative sera plus probante que téméraire.

Je pourrais citer des faits observés chez des animaux qui correspondent à ceux que nous avons vus chez l'homme. En voici un que je reproduis, parce qu'il a été recueilli en dehors de toute influence de ma part. C'est l'histoire d'un vieux chien, arrivé à la cachexie sénile, qui a été revivifié par l'Acide Formique. Je cite textuellement :

« Mon chien est âgé d'environ dix-sept ans. Au mois de mars il était dans un état lamentable, ce n'était plus qu'un squelette de chien revêtu d'une peau ; ne pouvant plus se porter, ne mangeant plus ni lait ni viande cuite.

« Il me paraissait si bien être arrivé à sa fin que je m'entendis avec le vétérinaire pour employer un moyen de lui abréger l'existence sans le faire souffrir. L'opération devait se faire le surlendemain.

« Dans l'intervalle, je vis une réclame sur l'Acide Formique. Aussitôt j'eus la pensée d'essayer, afin de prolonger la vie à mon pauvre Dyck, auquel je tiens. Je décommandai donc le vétérinaire et je commençai à faire prendre du formiate de soude à la dose de un gramme par jour.

« Au bout de deux jours, il m'a semblé remarquer un peu plus de force, j'ai pu lui faire faire une promenade d'environ 200 mètres, à lui qui ne pouvait plus se porter sur ses pattes. En même temps il commence à manger un peu de viande cuite.

« J'ai continué pendant une vingtaine de jours, sans interruption ; son appétit est allé en augmentant et ses forces reviennent à vue d'œil. Après une interruption de quelques jours, j'ai continué le traitement en lui donnant tous les trois jours un gramme de formiate.

« Mon chien mange énormément, il a engraissé peut-être de cinq livres, le chiffre est plutôt au-dessous de la vérité.

« Après quatre mois de traitement, il est dans un état honorable et présentable, marchant, mangeant, gai, et paraissant comprendre ce qu'il me doit. »

Je n'ajoute aucune réflexion à cette observation qui est assez éloquente par elle-même.

CHAPITRE X

Acool. — Sucre

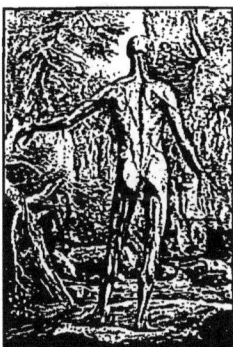

L'Acide Formique est, à sa manière, un puissant énergétique, en favorisant l'utilisation plus complète des matériaux producteurs de l'énergie et en débarrassant l'économie des scories des combustions, au fur et à mesure qu'elles se produisent. Il est intéressant de comparer rapidement cette action avec celle de deux autres substances. dont l'une, l'alcool. a été considérée à tort comme augmentant l'énergie musculaire, et dont l'autre, le sucre, passe avec raison pour être un bon agent d'énergie.

Alcool. — L'alcool est-il un aliment comme on l'a dit ? Pour être classé dans la catégorie des aliments vrais, il doit satisfaire à deux conditions essentielles : la première, de concourir à la production et à la restauration des tissus du corps; la seconde, de constituer par lui-même, par ses transformations chimiques, les réserves de graisse et de glycogène, que l'organisme pourrait utiliser selon ses besoins.

8

Or, presque tous les physiologistes, entre autres Benedict et Atwater, dénient à l'alcool les deux caractères qui appartiennent aux aliments véritables.

L'alcool traverse rapidement l'organisme en s'y brûlant. Il produit donc de la chaleur, il est une source d'énergie par cela même. Pendant qu'il se consume, les sucres et les graisses sont brûlés en moindre quantité, il peut de cette façon servir à économiser les graisses et les sucres en réserves. il joue un rôle d'épargne.

Mais cette épargne, comme les expériences du physiologiste suédois, Paul Bjerre, l'ont démontré, est très dispendieuse, en ce sens que l'alcool coûte plus cher que les substances qu'il contribue à faire épargner. :

Ainsi, d'après les expériences du physiologiste suédois, 167 grammes d'alcool ingéré, ont produit une épargne de 51 grammes de graisse et de 71 gr. 7 d'hydrates de carbone.

Or, les calculs faits d'après les prix de revient de ces substances ont conduit aux résultats suivants : les 167 grammes d'alcool coûtent 1 fr. 34 cent., tandis que les substances épargnées ne valent ensemble que 15 à 16 centimes.

Notez bien que pour arriver à produire cet effet d'épargne, il faut une dose considérable d'alcool pur, c'est une dose dangereuse pour la santé. L'homme n'a donc pas d'intérêt d'introduire dans sa ration une dose d'alcool suffisante pour épargner sa graisse et ses hydrates de carbone. Outre qu'il nuirait à sa santé, ce serait pour lui une lourde charge au point de vue économique.

Quelle est la valeur de l'alcool au point de vue énergétique ? Beaucoup de gens se laissent leurrer par l'excitation nerveuse produite tout d'abord par l'ingestion de l'alcool et se figurent que ce liquide va augmenter leur force et accroître leur activité. Les expériences de Dubois, de Berne, et de Schnyder sont très instructives à ce sujet, et elles ont démontré qu'au point de vue de la production de la force, l'alcool était bien inférieur aux hydrates de carbone, aux glycoses et même aux simples amidons. Voici un court aperçu des résultats obtenus, en expérimentant à l'ergographe et en comptant le nombre d'élévations du poids :

1° Sans alcool . . . . 191 élévations

2° Alcool. . . . . 187 —
    Au moment du travail.

3° Alcool . . . . 184 —
    Trente minutes avant le travail.

4° Aliment amylacé . . . . . . 218 —
    Tropon.

Un simple aliment farineux, pris à une dose correspondant à la valeur calorifique de l'alcool, c'est-à-dire à dose isodyname, a permis au muscle de faire un travail bien supérieur.

Les conclusions générales de ces auteurs sont intéressantes.

L'alcool, ingéré en petite quantité, à jeun, lorsque les provisions d'énergie du sujet sont épuisées, augmente l'activité musculaire. C'est, en effet, son potentiel chimique qui est utilisé dans ce cas.

Mais cette action, favorable en apparence, est inférieure à celle d'une substance alimentaire de pouvoir calorifique égal à celui de l'alcool consommé, mais d'un prix de revient beaucoup moindre. Puis, cette action ne tarde pas à être influencée par les propriétés déprimantes (toxiques) de l'alcool, qui se font sentir, plus ou moins, suivant l'état physiologique du sujet.

Au contraire, quand l'alimentation assure à l'homme une provision de force vive suffisante, l'alcool perd toute sa valeur au point de vue du travail. Son action déprimante entre seule en jeu et occasionne une diminution de la faculté énergétique.

Ces résultats concordent avec ceux obtenus par M. Chauveau (1) et enregistrés dans les beaux travaux qu'il a publiés sur l'action de l'alcool. Nous ne pouvons que transcrire ici les conclusions de ses recherches expérimentales :

« La substitution partielle de l'alcool au sucre, en proportion isodyname, dans la ration alimentaire d'un sujet qui travaille, ration administrée peu de temps avant le travail, entraîne pour le sujet les conséquences suivantes :

« 1° Diminution de la valeur absolue du travail musculaire ;

« 2° État stationnaire ou dépérissement de l'entretien ;

« 3° Élévation de la dépense énergétique par rapport à la valeur du travail accompli.

« En somme, les résultats de la substitution se montrent, à tous les points de vue, très franchement défavorables. »

Il y a donc lieu de conclure que l'action de l'alcool n'est en rien comparable à celle de l'Acide Formique.

Sucre. — Nous avons vu, dans les pages précédentes, que la matière sucrée, incessamment portée dans l'intimité des tissus par la circulation, y entre-

(1) *Comptes rendus de l'Académie des sciences,* 14 et 21 janvier 1901.

tient, par sa combustion, la chaleur et l'énergie, dont elle fait, à elle seule, à peu près tous les frais.

L'alimentation fournit les matières sucrées ou féculentes, qui, les unes et les autres sont transformées en glucose par le travail de la digestion. Le foie retient l'excès de sucre qui lui est amené par la veine-porte; il le transforme en glycogène et l'entrepose dans ses propres cellules. Si bien que, même après un repas riche en substances sucrées, le sang ne contient pas plus de glucose qu'avant. La composition de ce liquide reste uniforme dans toutes les circonstances de la vie.

Dans l'intervalle des repas, le sang emprunte aux réserves du foie la quantité de sucre nécessaire pour remplacer celle qui se détruit à chaque instant. Le glycogène de la cellule hépatique passe à l'état de glucose, forme sous laquelle il peut être utilisé.

On sait aussi que l'organisme et le foie en particulier peuvent former du glycogène aux dépens de la matière azotée des aliments, et même dans l'inanition absolue aux dépens des matières protéiques des tissus.

M. Chauveau a démontré aussi que le glycogène peut se former aux dépens des graisses, sinon dans le foie, du moins dans les muscles.

Quoi qu'il en soit les féculents et le sucre sont les matériaux de choix servant à la formation du glycogène, substance génératrice du glucose.

Les muscles ont comme le foie la propriété d'emmagasiner le glycogène sous forme de réserve. Pendant la période de repos le glycogène s'accumule et il disparaît dans la période d'activité. Les muscles fabriquent leur glycogène avec le glucose du sang, le foie forme le sien avec les glucoses divers qui proviennent de la digestion.

Il est facile de concevoir d'après ce qui précède combien est grande la valeur alimentaire des matières sucrées. Le sucre est encore à ce point de vue supérieur aux matières féculentes en ce qu'il est plus facilement et plus rapidement transformé en glycogène et par suite en glucose. Or on admet aujourd'hui avec M. Chauveau que le glucose du sang est l'agent prochain et immédiat des combustions organiques. qu'il est presque l'unique source de la chaleur animale, puisqu'il est l'unique combustible et on peut dire :

L'animal est un moteur animé qui consomme de la matière sucrée, comme le moteur inanimé, la machine à feu, consomme du charbon.

On doit donc considérer le sucre comme l'aliment énergétique par excellence, dans les conditions les plus diverses de l'activité musculaire : sport, ascension, marche forcée, travail manuel.

Les expériences Mosso à l'ergographe ont démontré cette valeur énergétique en comparant les tracés obtenus avant et après l'ingestion d'une certaine quantité de sucre.

Les doses moyennes de 30 à 60 grammes de sucre dans un poids d'eau dix fois plus considérable ont une action bienfaisante et maintiennent l'énergie musculaire à un niveau comparativement élevé. La contraction est plus forte et la fatigue plus tardive.

La manière d'obtenir le maximum de travail mécanique consiste, d'après les expériences de Mosso, à ingérer de dix minutes en dix minutes de petites doses de 5 grammes (c'est le poids moyen du morceau de sucre usuel, scié à la mécanique).

Les essais tentés par les amateurs de sport, par les cyclistes, les alpinistes et même par les officiers de différentes armées, ne laissent aucun doute sur la valeur énergétique du sucre.

On a fait également des expériences sur les animaux, en nourrissant des bêtes de trait, des chevaux de la Compagnie des Omnibus, etc., avec une certaine quantité de sucre ajoutée à leur ration habituelle. Les animaux ont fourni plus de travail avec des rations riches en sucre et pauvres en matières azotées. Les animaux à ration sucrée restèrent en meilleure forme que ceux à ration ordinaire. Le sucre s'est montré le meilleur aliment du travail et celui, en même temps, qui entraînait le moins de déchets physiologiques. M. Grandeau, qui a été l'un des promoteurs de ces expériences, a conclu de ses remarquables études sur ce sujet, que l'introduction, non pas du sucre en nature qui serait trop coûteux, mais de la mélasse, dans la préparation des fourrages, permettrait d'améliorer notablement le régime alimentaire des chevaux de l'armée et de réaliser en même temps des économies considérables sur le budget de la guerre.

Le sucre augmente l'énergie du système musculaire mais pas de la même façon, ni avec la même puissance que l'Acide Formique. Il agit par son potentiel chimique, parce qu'il dégage une certaine quantité de calories et qu'il répare au fur et à mesure le glycose détruit pendant l'acte musculaire. Tandis que l'acide formique a une action tout autre. Nous l'avons assez longuement discutée pour ne pas y revenir ici.

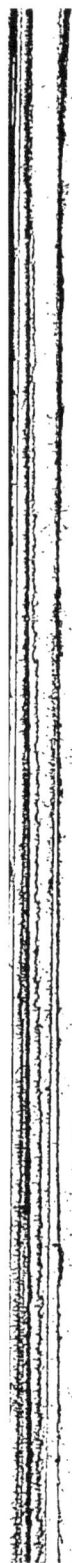

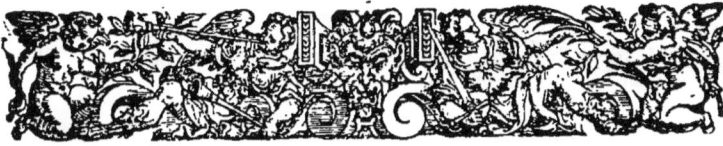

LIVRE IV

CHAPITRE XI

Un peu de chimie.
Qu'est-ce que l'Acide Formique ?

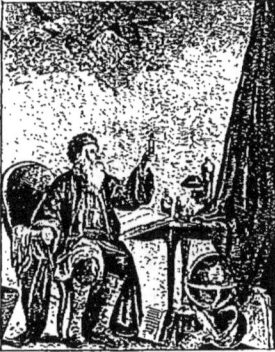

L'Acide Formique est appelé aussi Acide méthanoïque.

L'Acide Formique. $CH_2 O^2$ est l'acide gras provenant de l'oxydation complète de l'alcool méthylique ou esprit de bois.

Il doit son nom aux fourmis rouges d'où il a été retiré pour la première fois Il existe également dans les poils de certaines chenilles, dans les feuilles de pin et de sapin. C'est à lui que les ampoules situées à la base des poils de l'ortie brûlante doivent leurs propriétés irritantes.

Il possède une odeur piquante, aigrelette, semblable à celle des fourmis qu'on irrite.

On ne le connaît qu'uni à une molécule d'eau. Dans cet état il est liquide, incolore, fortement acide. Il bout à 99°, sa densité est de 1,2227. A plus un degré au-dessus de zéro, il se prend en une masse cristalline. Il se mêle à l'eau en toutes proportions.

Les acides oxygénants convertissent l'Acide Formique en eau et en acide carbonique.

Entrevu par Margraff vers le milieu du xvii° siècle il n'est bien connu que depuis les travaux de Berzélius, de Gobel, de Doebereiner.

On le rencontra pour la première fois dans les fourmis rouges. On peut l'obtenir en distillant ces insectes avec de l'eau, en saturant le liquide acide obtenu par du carbonate de soude, évaporant à sec et distillant le sel avec de l'acide sulfurique étendu de son poids d'eau.

Cette méthode est barbare et ne fournit qu'une très faible quantité de produits.

On le prépare d'une manière plus commode en faisant réagir un mélange d'acide sulfurique et de péroxyde de manganèse, ou d'acide sulfurique et de bichromate de potasse, sur un grand nombre de matières organiques, telles que les acides citrique, tartrique, la mannite, le sucre, la gomme, l'amidon, etc. Voici une des méthodes de préparation de ce genre.

Procédé de préparation de l'Acide Formique avec l'amidon. — On le prépare en distillant un mélange de dix parties d'amidon, trente parties d'acide sulfurique, vingt parties d'eau et trente-sept parties de bioxyde de manganèse dans une vaste cornue adaptée à un réfrigérant. Il se produit un boursouflement considérable ; aussi faut-il chauffer peu au début.

L'Acide Formique distille. On le sature par le carbonate de plomb, il se forme du formiate de plomb On fait dissoudre dans l'eau bouillante et on fait cristalliser le formiate. Placé dans une cornue qu'on chauffe, on décompose le sel de plomb par un courant d'hydrogène sulfuré : l'Acide Formique monohydraté distillé.

Procédé de M. Berthelot. — Le meilleur moyen de le préparer, le seul qu'on emploie aujourd'hui, est celui que M. Berthelot a fait connaître vers 1855 et qui consiste à soumettre à l'action d'une douce chaleur un mélange d'acide oxalique et de glycérine.

M. Berthelot opère de la façon suivante :

Dans une cornue de 2 à 3 litres, on introduit 1 kilo d'acide oxalique du commerce, 1 kilo de glycérine sirupeuse et 100 à 200 grammes d'eau.

On adapte un récipient à la cornue et l'on chauffe cette dernière, à l'aide de quelques charbons, en ayant soin de ne pas dépasser 100 degrés. Bientôt une vive effervescence se produit et de l'acide carbonique se dégage.

Au bout de douze à quinze heures environ, tout l'acide oxalique est décomposé, la moitié de son carbone s'est dégagée sous forme d'acide carbonique : une petite quantité d'eau chargée d'Acide Formique a été distillée, tandis que la presque totalité de cet acide reste dans la cornue, dissous dans la glycérine inaltérée.

On verse dans la cornue un demi-litre d'eau, puis on distille en remplaçant ce liquide au fur et à mesure qu'il se volatilise et l'on continue l'opération jusqu'à ce que l'on ait recueilli 6 à 7 litres de liquide distillé.

A ce moment, la totalité de l'Acide Formique a passé dans le récipient. On traite le liquide recueilli par le carbonate de plomb, puis on fait cristalliser le formiate de plomb, qu'on décompose ensuite par l'acide sulfurique.

3 kilos d'acide oxalique du commerce ont fourni 1 kil. 05 d'Acide Formique au maximum de concentration.

Vers la même époque, M. Berthelot a opéré la synthèse de l'Acide Formique en chauffant pendant plusieurs jours dans des ballons de demi-litre de capacité et scellés à la lampe, de l'oxyde de carbone avec de l'hydrate de potasse légèrement humecté. Au bout d'une soixantaine d'heures, l'oxyde de carbone est entièrement absorbé. La transformation en Acide Formique est complète.

L'Acide Formique se mêle à l'eau en toutes proportions et bien entendu la densité du mélange varie. Voici un tableau indiquant les densités à + 15° des solutions d'Acide Formique et donnant leur richesse en acide :

Densités des solutions	Quantités d'Acide Formique contenu	Densités des solutions	Quantités d'Acide Formique contenu
1,025	10	1,142	60
1,053	20	1,161	70
1,080	30	1,180	80
1,105	40	1,201	90
1,124	50	1,223	100

L.'Acide Formique forme un très grand nombre de composés, qui mériteraient d'être étudiés au point de vue physiologique. Il y a là toute une série d'études intéressantes à faire.

Il y a d'abord les formiates de soude, de chaux, de potasse, qu'on obtient en traitant les carbonates par l'Acide Formique.

Les formiates de lithine, de manganèse s'obtiennent de la même manière.

Le formiate ferreux s'obtient par l'ébullition prolongée de l'Acide Formique avec de la tournure de fer.

Le formiate ferrique s'obtient par la dissolution dans l'Acide Formique de l'hydrate ferrique fraîchement préparé.

Tous ces produits pourront trouver un jour leur emploi dans la thérapeutique.

Les formiates neutres sont déliquescents, peu stables et solubles dans l'eau.

Le formiate de plomb est peu soluble. Ceux de cerium, de didyme, de lanthane sont insolubles.

Parmi les formiates qui pourraient être utilisés en médecine, il faut citer le formiate d'éthyle ou éther formique, dont le goût est assez agréable et qui me paraît avoir des propriétés remarquables.

Je ne parle que pour mémoire de la formanilide ou anilide formique, ou encore le formiate d'aniline.

Mais il est juste de signaler toute une série de produits où l'Acide Formique se combine avec des amides.

En tête de la liste, est la formamide $CHO, Az H^2$. C'est une huile incolore, soluble dans l'eau, dans l'alcool, insoluble dans l'éther. On l'obtient en chauffant à 140 degrés un mélange de deux parties de formiate d'ammoniaque et d'une partie d'urée.

Au même groupe, appartiennent le méthyl formiamide, l'éthyl formiamide, le phényl formiamide, etc., etc.

. En présence des propriétés remarquables de
l'Acide Formique, il me semble qu'un grand nombre
de ses composés que je viens simplement d'énu-
mérer, mériteraient d'être étudiés par les physiologistes.

Les formiates alcalinoterreux ont sensiblement
les mêmes propriétés, celles que nous connaissons
déjà.

Les formiates ferreux et ferriques peuvent constituer de bonnes préparations ferrugineuses, desti-
nées à remplir les indications habituelles du fer
dans le traitement des anémies.

L'éther formique m'a paru posséder des propriétés calmantes, peut-être plus marquées que
celles de l'éther ordinaire.

Mais c'est surtout dans le groupe des Acides Formiques qu'on peut espérer trouver des agents
nouveaux, utiles à la thérapeutique. Il y a là tout
un champ encore inexploré, où l'on peut faire
d'intéressantes découvertes. On peut prévoir
d'après les données scientifiques si ingénieuses de
G. Bardet et de A. Robin, qu'on trouvera dans ce
groupe amidogène des substances nouvelles jouis-
sant probablement de fonctions antipyrétiques.

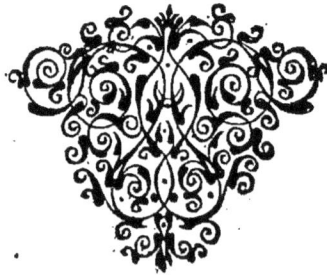

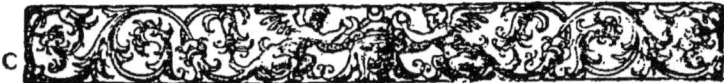

LIVRE V

CHAPITRE XII

ÉPILOGUE

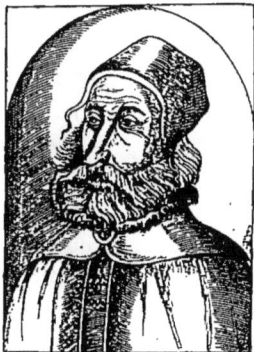

Sub Galeni auspiciis.

Résumons les données principales qui concernent les propriétés si remarquables de l'Acide Formique.

Tout d'abord, nous avons expérimenté sur l'homme sain et c'est chez l'homme sain que nous avons reconnu les vertus de cet agent. C'est une action physiologique qu'il exerce et pour la bien sentir, il faut avoir un système nerveux et musculaire normal. Les phénomènes pathologiques masquent ou déforment le fonctionnement normal des organes et on ne peut pas affirmer d'avance que telle action qui se produit sur l'homme sain se produit chez l'individu frappé de maladie. Quant aux malades ils ne devront donc en faire usage qu'après avoir pris l'avis du médecin, qui jugera s'ils ne présentent pas des contre-indications personnelles à son emploi.

Chez l'homme sain l'Acide Formique est absolument inoffensif. Les doses toxiques sont tellement exagérées qu'il ne viendra à l'idée de personne de les employer. Son usage continu est également inoffensif et je suis en mesure d'affirmer que l'Acide Formique administré journellement pendant plus de deux ans, n'a produit que de bons effets sur plusieurs personnes que j'ai pu suivre de près

Il n'y a pas d'accoutumance par son emploi aussi prolongé, on n'est pas obligé d'augmenter les doses avec le temps. au contraire, on maintient tous les bons effets du médicament avec des doses moindres.

Malgré cela je ne conseille pas de faire un usage permanent et ininterrompu de l'Acide Formique. Il est bon, à mon avis, d'interrompre la médication pendant une semaine chaque mois.

L'Acide Formique accroît la force et l'activité du système musculaire dans des proportions vraiment inattendues. Aucune autre substance connue jusqu'à ce jour ne produit des effets aussi constants et aussi marqués.

Il augmente l'endurance physique et, quand il ne la supprime pas entièrement, il réduit au minimum la sensation de fatigue qui accompagne d'habitude tout effort musculaire intense ou prolongé.

Si, malgré son emploi, le sentiment de fatigue

apparaît soit parce que le travail effectué a été trop considérable, soit parce qu'il a été poursuivi trop longtemps, il suffit d'accorder aux muscles un repos relativement très court pour leur faire reprendre aussitôt leur vigueur première.

Il donne à l'homme l'énergie physique et l'énergie morale et cela à un point tel, que toutes les causes habituelles de dépression, toutes sans exception, même celles qui tiennent à la maladie, n'ont pas de prise sur celui qui en fait usage.

L'homme soumis à l'Acide Formique ne redoute ni le froid ni les chaleurs accablantes, ni l'influence des climats excessifs; il ne redoute ni la course ni la montée, ni la lutte, ni aucun travail. Ajoutez à cela que, devenu plus vigoureux, il offre plus de résistance aux maladies.

Aussi, je fais appel à toutes les sociétés de tempérance, aux ligues antialcooliques et anti-tuberculeuses, qui toutes poursuivent avec un dévouement sans bornes le relèvement physique et moral de la société, qui toutes combattent avec la même générosité, ces deux fléaux, trop souvent associés dans leurs méfaits, l'alcoolisme et la tuberculose.

Je fais appel à ces ligues de philanthropie pour les inviter à vulgariser l'usage de l'Acide Formique dans le monde des travailleurs. Si elles veulent bien y employer leur zèle et leurs ressources, ceci tuera cela, l'alcool sera vaincu. Cette première victoire coupera les vivres à l'autre ennemi, à la tuberculose, non seulement parce que l'alcoolisme est le grand pourvoyeur de la tuberculose, mais aussi parce que l'Acide Formique, en relevant les forces et l'énergie physique des individus, augmente leur résistance à toutes les maladies.

Voilà plus de deux ans que je médite sur cet agent merveilleux, voilà plus de deux ans que je suis le témoin de la puissance de son action salutaire, on me pardonnera peut-être de pressentir plus vivement qu'un autre la portée de son rôle humanitaire. J'ai foi dans son avenir, et mon plus ardent désir est que cet avenir soit demain, car l'homme, à mon avis, en sera meilleur et plus heureux.

A l'ouvrier qui peine tout le long du jour, il apportera un adoucissement à ses souffrances; au soldat qui combat pour sa patrie, il donnera la force, la vigueur, une âme mieux trempée dans un corps plus résistant, et le courage pour vaincre; au colon que le ciel des tropiques anémie, déprime et décourage, il rendra l'énergie physique, la vigueur de l'esprit et du corps et l'ardeur aux affaires.

En somme, il sera un bienfait pour l'humanité entière, en adoucissant pour tous la loi d'airain du travail.

Il fera plus encore, je ne crains pas de l'affirmer, dût-on me taxer d'exagération. Par son action tonique si remarquable, par le relèvement des forces physiques et morales qu'il procure, par son influence sur l'artériosclérose, sur le tremblement sénile et sur d'autres accidents de l'âge, s'il ne conserve pas la jeunesse, il retarde au moins les stigmates de la vieillesse. Si bien que, sous les réserves exprimées

plus haut, j'aurais été autorisé à prendre pour
épigraphe de ce livre celle d'Arnauld de Villeneuve :

« *De conservanda juventute et retardanda senectute.* »

E. Clément.

F I N

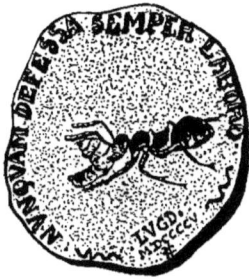

CONCLUSIONS

———

L'Acide Formique exerce sur le système musculaire une action d'une puissance incomparable, qui se produit dès les premières heures de son emploi :

1° Il augmente la force, l'énergie et la résistance à la fatigue dans des proportions insoupçonnées jusqu'à ce jour ;

2° Il agit sur toutes les fibres musculaires, sur les striées et sur les fibres lisses, témoin son action remarquable sur la vessie des vieillards ;

3° Le médicament n'a pas d'action toxique, si ce n'est à des doses qu'on n'aura jamais l'idée d'employer ;

4° Les preuves de son action si remarquable sur le système musculaire, sont d'ordre physiologique et d'ordre clinique.

Au point de vue physiologique, ces preuves sont :

a) Les sensations subjectives si nettes éprouvées par tous les individus qui ont un système nervo-musculaire normal et qui font usage de l'Acide Formique ou de ses composés alcalins ;

b) L'augmentation de la force au dynamomètre constatée sur des sujets sains et même sur des malades ;

c) Les résultats obtenus avec l'emploi de l'Ergographe de Mosso. Le calcul des ergo-grammes démontre que l'emploi de l'Acide For-mique peut aller jusqu'à quintupler le travail produit.

Au point de vue clinique, les preuves sont encore plus convaincantes, plus démonstratives. Elles sont, à notre avis, bien supérieures à celles fournies par l'Ergographe, malgré leur valeur incontestable.

Nous citerons spécialement l'action produite sur le muscle vésical des vieillards et sur cer-taines formes de tremblements.

Il n'y a pas, que nous sachions, d'agent théra-peutique qui ranime avec autant de puissance et de rapidité les contractions éteintes de la vessie, il n'en est pas qui, en quelques heures, fasse comme lui disparaître certains tremble-ments chroniques ;

5° Nous considérons que toutes ses propriétés thérapeutiques découlent de son action toni-musculaire. Ainsi s'expliquent l'influence favo-rable qu'il exerce sur le cœur, la respiration, la circulation artérielle et les bons résultats que nous avons pu constater dans la neurasthénie, l'artério-sclérose, le diabète, et nous ajoute-rons, d'après des faits récents, dans le goître exophthalmique ;

6° Ce n'est pas une panacée, il ne répond pas habituellement à une indication causale, mais bien à cette indication générale, souvent accessoire, du relèvement des forces ;

7° Son emploi n'exclut pas les méthodes de traitement habituelles, il n'intervient dans la médication d'un cas donné que comme un élément accessoire, mais important ;

8° L'Acide Formique ne nous paraît jouir d'aucune action spécifique ni sur la tuberculose, ni sur le cancer. Dans ces affections, il joue simplement son rôle de toni-musculaire par excellence ;

9° Il nous a semblé, d'après quelques observations, se comporter comme un antithermique faible dans plusieurs cas de fièvre typhoïde. Mais il a en même temps une action antipyrétique, en ce sens qu'il combat énergiquement la dépression générale qui accompagne l'état fébrile ;

10° Les admirables propriétés de relèvement des forces, de l'énergie et de la résistance à la fatigue d'une part, son innocuité de l'autre, permettent d'entrevoir que l'Acide Formique est destiné à jouer un rôle social considérable ;

11° Il sera utile au travailleur, au soldat, au colon des régions tropicales, à tous ceux qui ont besoin de force et d'énergie ;

12° Il détournera de l'usage de l'alcool ceux qui ne recherchent dans ce liquide qu'un excitant au travail et qui, victimes d'une illusion, sont conduits à en faire abus plutôt par nécessité que par une dépravation du goût et du sens moral.

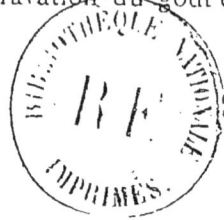

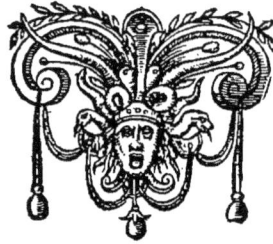

TABLE DES MATIÈRES

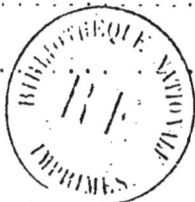

LYON

IMPRIMERIE Aug. GENESTE

71, rue Molière, 71

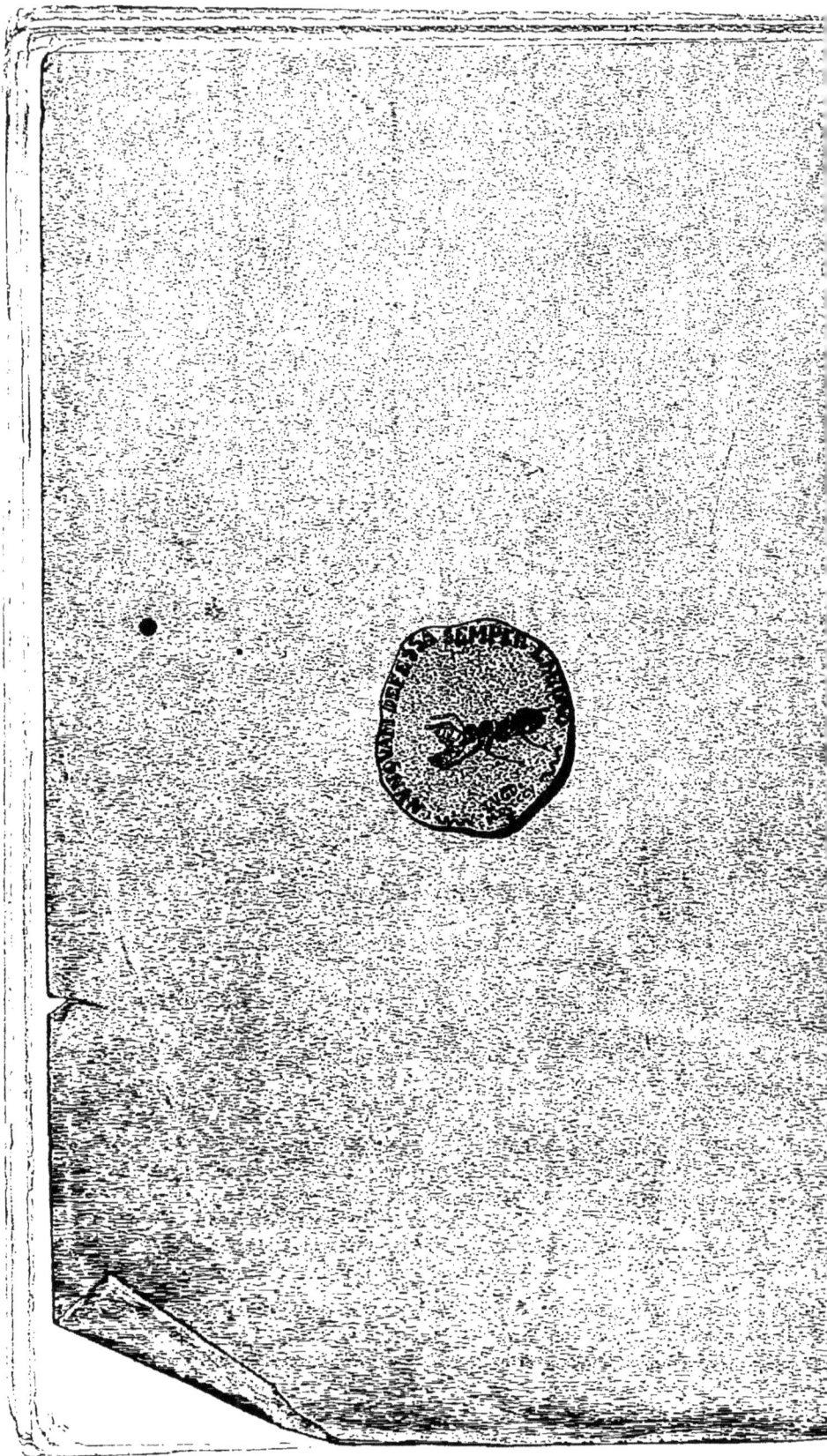